Cristais

UM UNIVERSO EM SUAS MÃOS

CB018277

Rosa Maria Biancardi

Cristais
UM UNIVERSO EM SUAS MÃOS

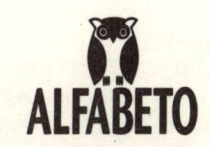

ALFABETO

© Publicado em 2011 pela Editora Alfabeto

Coordenação Editorial: Edmilson Duran
Preparação e revisão de textos: Luciana Papale
Diagramação: Décio Lopes
Fotos dos Cristais: Celi Duarte

DADOS INTERNACIONAIS DE CATALOGAÇÃO NA PUBLICAÇÃO (CIP)
(Câmara Brasileira do Livro, SP, Brasil)

Biancardi, Rosa Maria

Cristais, um universo em suas mãos/ Rosa Maria Biancardi – 3ª edição revisada e atualizada – São Paulo – Editora Alfabeto, 2020

Bibliografia.

ISBN 978-85-98736-27-3

1. Cristais – Uso terapêutico 2. Gemas 3. Pedras preciosas I. Título.

Índices para catálogo sistemático

Cristaloterapia, Energia, Esoterismo: 133

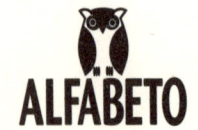

EDITORA ALFABETO
Rua Protocolo, 394 | CEP 04254-030 | São Paulo/SP
Tel: (11)2351.4168 | E-mail: editorial@editoraalfabeto.com.br
Loja Virtual: www.editoraalfabeto.com.br

SUMÁRIO

DEDICATÓRIA

Cristais são seres que voltaram à Terra, ou os seres quando partem da Terra se transformam em cristais?

Eu acredito que sejam os dois, porque temos companheiros de viagem que são verdadeiros cristais em nossas vidas. Essas pessoas são razão, pulsação, amor e luz. Por outro lado, quando nos lembramos dos amigos que se foram, sentimos que eles são verdadeiros cristais que brilham constantemente em nossos corações, na balada da saudade.

Dedico este livro aos meus cristais presentes: Manu, minha neta, vida que me trouxe vida; Carol, minha filha maravilhosa; Sérgio, meu irmão, amigo e companheiro de todas as horas; aos amigos que sempre estão ao meu lado me dando força e a minha amiga irmã Lígia Lobosco.

E também aos cristais que brilham constantemente em meu coração: minha mãe, que foi e sempre será minha força; meu pai, meu exemplo de carinho; Tetê, meu "patuá querido", e Bia, minha aluna e amiga inesquecível.

Ao meu cristal amigo, que delirou e ajudou nesta edição, Lee Esli. Aos meus leitores, que são luz e me trazem esperança, e à Editora Alfabeto, pela constante confiança, obrigada por me trazerem de volta!

Rosa Maria Biancardi

INTRODUÇÃO

Durante anos de estudo sobre a atuação das energias sutis em nossa vida, concluí que, em um universo tão amplo, em que tudo é interligado, uma especialidade pede outras especialidades.

Quando comecei a estudar os cristais, lá pelos idos de 1990, achei que tudo se resumiria em aprender as propriedades e em como aplicar essas energias. Depois, senti necessidade de ter uma verdadeira coleção de cristais em minha casa, para ampliar meu campo de ação.

Conforme fui trabalhando com eles, constatei que não bastava uma coleção, pois a quantidade não era tudo. Era preciso fazer novas especializações para obter meios mais exatos para uma avaliação precisa no campo do meu trabalho.

Assim, aprendi radiestesia e, consequentemente, a manusear com precisão todos os aparelhos. Depois, criei gráficos para uma avaliação mais exata.

Quando me propus a escrever este livro, senti que meu leitor merecia ter tudo o que é necessário para bem trabalhar com os cristais e para facilitar e agilizar este aprendizado; a missão deste livro teria de superar a esfera da informação, porque toda energia é vida, atua na vida, e exige muito mais que teoria e coleções para entendê-la e conduzi-la.

A capacitação e a sabedoria trazem a segurança e a serenidade necessárias para promover uma simbiose perfeita entre as informações e as energias, permitindo, assim, surpreendentes resultados de transmissão e uma excelente respostas dos cristais e suas atuações.

Atuar com cristais exige um "trabalho de equipe", pois a precisão e a percepção devem seguir juntas para o sucesso. Portanto, não basta conhecer os cristais, suas propriedades e sua atuação; é preciso saber trabalhar com gráficos e outros elementos que garantam uma orientação objetiva e séria para sua ação.

O gemoterapeuta não é um mero aplicador ou indicador de tratamentos. Ele precisa saber identificar os bloqueios, escolher os cristais, o tratamento e o procedimento para cada tipo de sintoma, e ainda avaliar se o tratamento será efetivo.

Para que isso aconteça, aprender a prática da radiestesia se faz necessário, bem como preparar um elixir, saber como aplicar e indicar um tratamento, e ainda manter todas as energias em perfeito equilíbrio, principalmente a sua, pois só assim conseguirá obter o resultado desejado em seu trabalho.

A meta deste livro é capacitá-lo para uma atuação efetiva na gemoterapia. Assim, seremos companheiros neste delicioso caminho do estudo de energias, para que você alcance e promova o equilíbrio e a qualidade de vida.

Seja bem-vindo ao nosso Universo!

1

CRISTAIS, UM UNIVERSO EM SUAS MÃOS

Os cristais fazem parte do reino mineral e têm propriedades químicas comprovadas pelos geólogos que estudam e avaliam sua composição e sua estrutura. De acordo com a sua composição química e atômica, eles emanam um tipo característico de energia através de seu campo.

O reino mineral foi o primeiro a surgir no Universo, que é composto de átomos e de energia, assim como tudo que existe.

Além de sua beleza natural, os cristais são dotados de energias. Os elementos químicos presentes em sua consistência atuam nas fórmulas de vários medicamentos.

Antes dessas constatações, os cristais já encantavam as antigas civilizações, que os usavam empiricamente, em joias e adornos, para atrair energias e proteção. Essa tradição permanece até hoje. Nos anéis de graduação as gemas mudam de acordo com a profissão, a maioria dos graduados não sabe que essa gema foi escolhida por suas propriedades e atributos.

Cristais, como já diz o nome, são matérias cristalizadas. A formação de um cristal pode ser resultado de:

- Solidificação da lava vulcânica, após o processo de resfriamento.
- Solidificação de magma ou gases do subsolo em regiões vulcânicas.

- Cristalizações de minerais provocadas por processo de erosão.
- Recristalizações de minerais, após um processo natural de alta pressão.
- Recristalizações de minerais, após passarem por temperaturas muito elevadas.
- Cristalizações de minerais e materiais orgânicos.

Depois da descoberta do efeito piezelétrico (propriedade de determinados materiais que têm a capacidade de gerar um tipo de eletricidade quando submetidos à pressão, força ou deformação), o cristal de quartzo passou a ser muito utilizado na tecnologia moderna, como, por exemplo, em relógios.

Essa descoberta fez com que os cientistas chegassem à conclusão de que abririam e ampliariam o campo da utilização dos cristais, como:

- As ondas de som ou a pressão mecânica interagem com o cristal produzindo luz, eletricidade ou vibrações.
- O cristal absorve e transmite energia através de sua estrutura molecular.
- A energia absorvida pelo cristal não é a mesma emitida por ele, portanto, cristais têm propriedade de transmutar energias.
- O cristal emite energias capazes de equilibrar, neutralizar e ativar a nossa energia vital.
- Cada cristal emite um tipo de radiação por meio de sua estrutura molecular, que varia de acordo com sua composição química e atômica.
- Cristais absorvem, irradiam e alteram energias.

Muitas dessas características validam o uso dos cristais em tratamentos físicos ambientais, pois eles alteram, neutralizam e emanam vários tipos de energias.

Energia sutil

*"Toda matéria vibra, logo,
toda matéria é dotada de energias".*

O corpo humano é matéria, portanto é dotado de energias; capta e recebe energias do meio. Mas afinal, o que é energia sutil?

Tudo à nossa volta possui um tipo de energia. Quanto mais baixa for a frequência vibratória de uma energia, mais densa e perceptível será aos sentidos. Quanto mais alta sua frequência vibratória, mais pura e menos perceptível aos sentidos humanos ela será.

A energia sutil vibra em alta frequência; portanto, não a percebemos quando despertos ou em estado de alerta. Nessas situações, estamos em uma frequência mais densa, no entanto, mesmo assim, a energia sutil nos atinge. Por exemplo, se você passeia em um parque ou visita um lugar que tem em sua paisagem rochas e vegetações, com certeza sentirá um bem-estar, uma sensação de amplitude. Isso acontece porque existe troca de energias com o meio ambiente, que o direciona a uma vibração mais elevada a ponto de fazê-lo sentir a diferença e perceber a energia recebida.

É provado que, todos os seres, de todos os reinos, mineral, vegetal ou animal, possuem, recebem e transmitem energias. O corpo pulsa, só que a nossa frequência mais constante é densa, e os cinco sentidos que trabalham na mesma pulsação geralmente não reconhecem nem percebem as energias sutis que absorvem. Essa troca inconsciente de energias é a responsável pelo equilíbrio ou pelo desequilíbrio de sua saúde física, mental e emocional.

É muito fácil comprovar esse fato observando que as pessoas que trabalham em ambientes densos, com muita tensão, muita tristeza e violência, ficam mais vulneráveis a desequilíbrios emocionais, dores musculares e, muitas vezes, susceptíveis a gripes e viroses, porque toda essa tensão debilita seu nível de resistência, não só por conviver com esse cotidiano caótico, mas também pela energia existente nos locais.

Outro fato relevante é que, pessoas mais sensíveis passam mal em determinados ambientes. Isso acontece porque nosso campo vibracional não se desliga nunca, nem quando estamos raciocinando, no trânsito, correndo no cotidiano, etc.; muito pelo contrário, ele fica ligadíssimo e "trocando" energias com o meio.

Os estímulos densos são detectados pelos sentidos e pelo físico; as energias sutis são absorvidas em frequências sutis, subconscientes, e só sentimos sua existência em razão das consequências positivas ou negativas que elas causam.

E como tudo isso acontece? A vida emite vibrações, pois temos pulsação e ritmo. O cérebro é um "componente de alta tecnologia" que tem a capacidade de emitir e de receber, tanto consciente como inconscientemente, vários tipos de frequências ou de vibrações mentais, inclusive as mais altas e as mais sutis. Portanto, ao mesmo tempo em que pode ser um instrumento de equilíbrio, pode ser também de desequilíbrio, pois a qualidade de sua frequência depende de seus sentimentos e de seus pensamentos. Assim, como tudo é troca de energias, transmitimos vibrações, mas também captamos e somos influenciados por elas.

Você já viu plantas murcharem do "nada"? Isso acontece dentro do universo das energias sutis. No entanto, temos a capacidade de melhorar a sua frequência vibratória para interagir com frequências vibratórias mais altas, e é possível fazer essas mudanças conscientemente.

Com certeza você já ouviu falar em "frequência Alfa", que é perfeita para concentração, percepção, intuição, meditação e tratamentos com energias sutis. Conseguimos alcançar essa frequência quando atingimos um estado mental de total relaxamento e esvaziamento; e, como convivemos de maneira inconsciente e involuntária com energias sutis, quando propiciamos a nossa vibração para recebê-las, além de termos a capacidade de selecionar o tipo de energia que receberemos, poderemos neutralizar e eliminar energias negativas.

As energias também têm a capacidade de atravessar e coabitar com a matéria; assim, tanto as pessoas como os ambientes trocam, recebem e acumulam energias boas ou ruins.

Propriedades, limites e expansões

Tudo que existe, seja animado ou inanimado possui:

- PROPRIEDADES: atributos e características próprias.
- ENERGIA: vibrações próprias.
- EXPANSÕES: capacidade de ir além do que se espera.
- LIMITAÇÕES: seu ponto máximo de alcance.

Como afirmava Lavoisier, químico francês do século 18, "Na natureza nada se cria, nada se perde, tudo se transforma". Os cristais têm a capacidade de promover mudanças dentro das suas propriedades e de suas qualidades, mas têm limitações; portanto, não contem com milagres.

A gemoterapia (que é a cura e tratamento por meio da energia dos cristais), é uma terapia complementar efetiva, surpreendente, mas com limitações.

Os cristais atuam com sucesso para:

- Potencializar e acelerar efeitos de medicamentos e de tratamentos.
- Equilibrar seu emocional e seu campo energético.
- Atenuar os efeitos das doenças psicossomáticas.
- Equilibrar energias dos ambientes.

- Neutralizar efeitos de energias e de sentimentos negativos.
- Favorecer e fortalecer vibrações mentais.
- Intensificar e complementar a cura em tratamentos psicológicos.
- Combater distúrbios de fundo emocional.
- Ajudar em tratamentos de desintoxicação de vícios.
- Intensificar energias.
- Prevenir desequilíbrios emocionais e reações psicossomáticas.

Atenção: os cristais não substituem a medicina, seus diagnósticos e seus tratamentos sugeridos.

Formas dos cristais

Os cristais se apresentam de diversas formas, tanto na sua extração como depois de polidos ou lapidados. Prefira trabalhar com cristais brutos ou polidos naturalmente, pois sua estrutura molecular não sofreu nenhuma alteração.

Existem várias formas de cristais:

FRAGMENTOS: lascas com formas irregulares naturais, muito úteis no preparo de águas, elixires e tratamentos que não exigem ligação ou canalização de energias.

DRUSAS OU AGREGADOS DE CRISTAIS: agrupamentos naturais de pontas que ficam próximas entre si e apoiadas sobre uma única base. Cada ponta possui energia própria e emite energia constante para as outras. As drusas são muito úteis na purificação de ambientes, em tratamentos de limpeza e/ou energização corporal.

PONTAS SIMPLES: cristais com extremidade facetada e base irregular ou lisa. Em geral, essas pontas foram extraídas de uma drusa e podem ter a base polida por meio de lapidação. Muitas pontas são totalmente lapidadas. Este tipo de cristal é mais decorativo, pois sua estrutura atômica foi muito alterada, ainda que conserve propriedades e energias.

Pedras roladas: são dois os tipos de pedras roladas: as naturais, encontradas no leito dos rios e polidas pela erosão provocada pelas águas em contato com a areia; e as polidas, que seu aspecto é resultado de um processo mecânico que imita de maneira acelerada a erosão dos rios, arredondando-as e polindo-as. Esse tipo de polimento é menos agressivo que a lapidação.

Extremidade dupla: possuem pontas nas duas extremidades. As que têm esse formato naturalmente são raras e, em geral, encontradas em camadas argilosas. A maioria das pontas duplas encontradas no mercado sofreu processo de lapidação.

Cristais brutos e polidos: os cristais brutos têm várias formas e não passaram por algum processo de polimento ou de lapidação. Os cristais polidos sempre passam por um tipo de processo para chegar ao seu aspecto final, que pode ser mais ou menos agressivo.

Cristais lapidados: são aqueles que passam por um processo de lapidação realizado por meio de aparelhos de joalheria. Neste processo, mudam de formato, tamanho e número de facetas de acordo com a finalidade desejada.

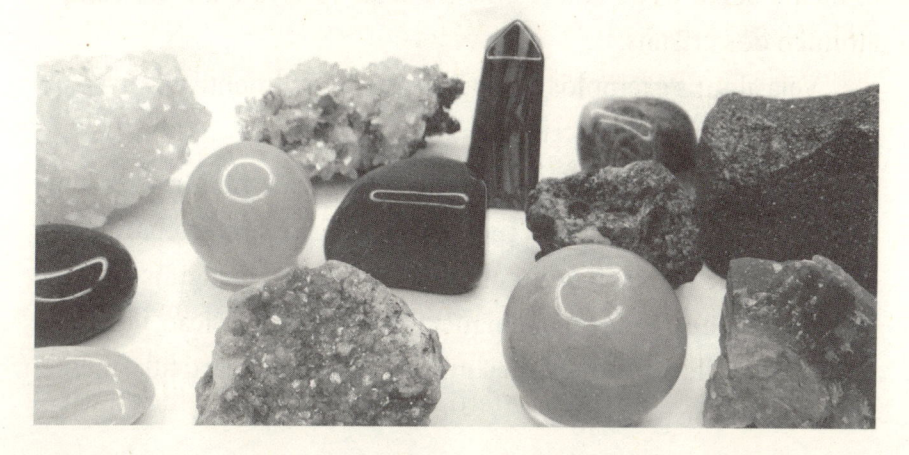

Limpeza e energização dos cristais

Existe uma grande diferença entre a limpeza e a energização de um cristal. A limpeza é feita para retirar qualquer energia alheia ao cristal que possa estar impregnada em seu campo energético. Já a energização é feita para potencializar o campo atômico e energético do cristal, por meio de processos que estimulam seu campo magnético.

Os cristais são naturalmente limpos em água corrente, pois na natureza a água dos rios e das chuvas é que faz esse trabalho. Até hoje, no garimpo, utilizam-se as peneiras e a água dos rios para a limpeza dos cristais.

A própria água corrente, mesmo que seja da torneira, atua de maneira efetiva para a limpeza e a energização do cristal, porque estimula o seu campo atômico. Para fazer a limpeza coloque os cristais em uma peneira ou segure-os embaixo de uma torneira aberta que produza um bom jato sobre eles.

Após a limpeza, para acentuar e estimular a energia dos cristais, mergulhe-os na água, em uma travessa de vidro transparente, e deixe-os expostos ao sol da manhã.

Para secá-los, coloque-os em uma peneira ou forre um local limpo com tecido branco de algodão ou uma toalha de banho branca e deixe-os ao sol. A energia solar renova e ativa o campo atômico dos cristais.

Veja alguns exemplos que poderão ser facilmente usados para limpar e energizar seus cristais.

Sal grosso: alguns gemoterapeutas preferem emergir os cristais em água com sal grosso, ou mesmo no sal grosso puro para a sua limpeza. Esse procedimento altera a coloração de alguns cristais, principalmente os que possuem metal em sua composição, portanto, só deve ser utilizado por quem conhece o processo. Particularmente, eu não uso esse processo.

INCENSO: purificar os cristais com a fumaça de um incenso é uma prática muito utilizada para a manutenção da energia de gemas usadas em ambientes, que geralmente são mais trabalhosas para limpar.

CHÁ DE ARTEMÍSIA: muito usada para purificação, a artemísia é geralmente usada pelos gemoterapeutas em forma de chá. A moxoterapia utiliza artemísia em seus bastões. A proporção para o chá é de uma colher de sopa da erva para um litro de água. Faça o chá e deixe-o esfriar para fazer a limpeza.

CHÁ DE SÁLVIA: a sálvia também é uma erva usada para limpeza e para purificação e é bastante usada em rituais xamânicos. A proporção e o processo para o preparo desse chá é o mesmo empregado no preparo do chá de artemísia.

Cristais são vida e energia. Portanto, pedem e merecem cuidados. Nenhum ser vivo suporta sujeira e poeira, os cristais também não. Como uma energia sutil vai emanar de um cristal com uma camada de pó?

Portanto:

- Guarde seus cristais, aqueles que não serão usados diariamente, envolvidos em saquinhos de tecido ou de papel. O ideal é etiquetá-los e guardá-los numa caixa ou numa gaveta destinada só para eles.
- Lave-os em água corrente antes e depois de usá-los.
- Limpe os cristais usados em ambientes pelo menos uma vez por mês. Em locais de constante passagem de pessoas, como recepções e entradas, faça essa manutenção semanalmente.

Muitos esotéricos não deixam ninguém tocar em seus cristais para não lhes alterar a energia. Trata-se de uma superstição, porque o cristal possui energia inesgotável e em constante reciclagem; basta passá-los em água corrente para renová-las.

Programação dos cristais

As ondas emitidas pelos cristais captam e transmitem energias; o cérebro também capta e transmite ondas que atingem uma frequência compatível com a dos cristais. Portanto, através das ondas cerebrais, e pela propriedade de captação e de transmissão dos cristais, é possível programá-los para determinada missão. Em geral, a programação dos cristais é usada em cura a distância ou para atuar positivamente na realização de metas. Na verdade, essa programação depende de muitos fatores para surtir o efeito desejado. Dessa maneira, o resultado de uma programação é um fator de extremos: ou realiza verdadeiros milagres ou não surte nenhum efeito. No caso dos cristais que serão programados, o preparo é feito com limpeza e energização. Em uma programação, o cristal é RECEPTOR, pois recebe os dados do programa, e EMISSOR, porque depois de programado vai enviar as energias para a realização em questão.

Nos casos em que a programação é em benefício próprio, você será tanto o programador quanto o receptor. Os cristais utilizados em uma programação não podem ser tocados por outras pessoas até que ela se encerre e eles estejam limpos novamente. É o único caso em que outras pessoas não poderão tocar em um cristal.

Como fazer uma programação

Primeiro limpe e energize o cristal. A seguir, faça a programação:

- Escreva a missão da programação para analisar.
- Concentre-se no que terá de acontecer e não no como e nem nos meios para esta realização.
- Sintetize e objetive até conseguir a essência da questão.
- Escreva essa essência a lápis em um papel branco, sem linhas, para usá-lo na programação.

Caso a programação seja para outra pessoa, utilize uma foto dela ou seu nome completo e data de nascimento (é o que chamamos de testemunho), e coloque-a debaixo do cristal programado. Se você for o receptor, leia com atenção o seu desejo e colabore com as energias.

Escolha do cristal:

Todos os cristais são programáveis, mas dê preferência às pontas de cristal de quartzo-transparente, principalmente os naturais, pois, além do formato, este cristal não sofreu interferência em sua estrutura.

Como fazer:

- Prepare o enunciado para a sua programação.
- Limpe e energize o cristal que será usado.
- Equilibre suas energias e suas emoções com um breve relaxamento.

Missão:

Para darmos uma missão ao cristal, ou seja, programá-lo, existem etapas e constantes que deverão ser sempre mantidas:

- Pegue o cristal determinado e preparado para esse fim.
- Coloque-o na palma da mão esquerda.
- Coloque a mão direita sobre o cristal com a palma voltada para baixo sem encostar.
- Mentalize seu pedido com imagens (para a vibração ficar mais forte) e envie essas imagens para dentro do cristal.
- Repita essa etapa mais duas vezes.
- Guarde o cristal sobre o enunciado e os testemunhos (caso haja necessidade) em um lugar onde só você tenha acesso.

Lembre-se de que:

- A postura para a programação, o preparo dos cristais e do programador, bem como a maneira de segurar os cristais é sempre igual.

- Os cristais de duas pontas (bipolares) poderão ser mantidos entre as duas mãos. Prefira a postura tradicional.

- Caso a programação seja para outra pessoa que esteja a distância, ou que você não conheça, coloque sob o cristal (entre a palma de sua mão e a gema) um testemunho dessa pessoa (uma foto ou seu nome e data de nascimento, ou sua assinatura) e faça a mentalização, projetando na imagem mental a pessoa já beneficiada com a energia.

- Todos os tipos de cristal podem ser programados, se quiser programar um para presentear uma pessoa, também poderá fazê-lo. O mesmo poderá ser feito em algum cristal que você adquira ou ganhe.

- Para a programação de cristais em ambientes, escolha aquele que tiver a energia desejada e o programe com a missão a ser alcançada.

- Para "desprogramar" um cristal, basta agradecer pela energia recebida e limpá-lo em água corrente ou outro processo de limpeza que você preferir.

Observação: a programação é mais usada em cristais para ambientes ou em casos de cura a distância, pois em outros casos, águas, elixires ou sessões de gemoterapia são bem mais efetivos.

Cristais para ambientes

Colocar determinados cristais em ambientes pode ser o caminho para uma vida mais tranquila e saudável. Os cristais são excelentes para curas e para a intensificação das energias dos ambientes. Neste trabalho, utilize o baguá para identificar exatamente a missão do local que será tratado. Após a identificação, você fará as curas com os cristais que mais atendem à necessidade do local.

Os cristais usados para cura de ambientes poderão ficar expostos e fazer parte da decoração. Se isso não for possível como em escolas, empresas, consultórios ou em locais sem pontos de apoio, como atrás de portas, camas sem criado mudo, armários ou viga, por exemplo, você poderá fixá-los com fita que contenha adesivo nos dois lados. Nesses casos, utilize pequenas pedras roladas.

É preferível que os cristais usados sejam limpos, energizados e purificados com incenso, assim não precisarão ser retirados do local.

Para os cristais que ficam mais expostos, uma limpeza com água corrente é aconselhável para complementar a limpeza do incenso.

Em geral, uma limpeza mensal é suficiente. Caso haja alguma ocorrência negativa imprevista como brigas, discussões, doenças, etc., é preciso purificar os cristais o mais rápido possível.

Os principais cristais usados em ambientes são fáceis de encontrar e de custo acessível:

- Quartzo-transparente: atende a todas as áreas do baguá. É usado para reciclagem, transmutação e doação de energias. Trabalha com a saúde, o equilíbrio, a paz e com sua energia receptora e transmissora, sua atuação é rápida, efetiva e duradoura.
- Quartzo-azul: muito usado na área do trabalho, propicia tranquilidade e boa comunicação. Pode ser usado em outras áreas para harmonizar a comunicação entre as pessoas.

- Quartzo-verde: indicado para a área da família. Sua energia e cor propiciam saúde, criatividade, equilíbrio e prosperidade.
- Quartzo-rosa: um par de quartzos-rosa rolado garante boas energias na área de relacionamentos, propicia amor, amizade, fidelidade e facilita os bons relacionamentos em todos os locais.
- Pirita: excelente para intensificar o sucesso e a prosperidade, pois favorece o processo de atração de bens materiais.
- Citrino: promove concentração, coragem, autoconfiança, disposição para conquistas, criatividade, pode ser usado em escritórios, sala de estudos e também em áreas comuns.
- Ágata: atrai riqueza e protege a casa contra furtos e roubos; é ótima para a entrada dos ambientes.
- Ametista: é o cristal da paz, muito usada na área da espiritualidade. Promove a comunhão com Deus, paz, proteção, tolerância, autocontrole, combate a insônia e neutraliza sentimentos e energias negativas.
- Turmalina-negra: usada em ambientes para proteção. Protege a área do trabalho, do sucesso e da prosperidade. Promove autoconfiança, perseverança, resistência, e é um verdadeiro "para-raios" de energias negativas.

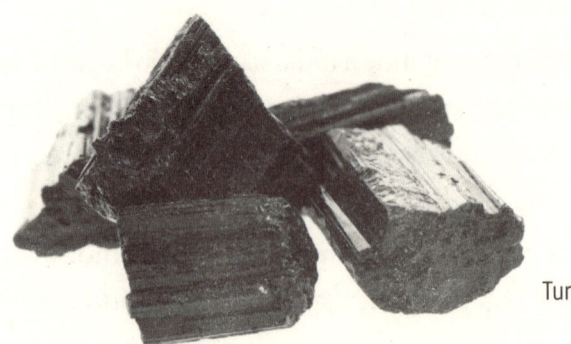

Turmalina-negra

Como reconhecer um cristal verdadeiro

Hoje temos muitos recursos e muitos materiais que nos deixam em dúvida ao adquirir um cristal ou um adorno de cristal.

Temos alguns cuidados básicos tais como:

- CORES: os cristais têm suas cores próprias, portando, evite comprar cristais com colorações exóticas. Por exemplo, não vemos a cor pink nas ágatas, mas vemos colares, sinos dos ventos e pingentes de ágata nessa cor. O que acontece é que são cristais tingidos e isso altera as propriedades da ágata e só atuam na cromoterapia pelas suas cores. Outro cristal alterado é o topázio, que dizem que é "bombardeado" para alterar seu tom, mas que, na realidade, eles "bombardeiam" a energia do cristal.

- CONSISTÊNCIAS: existem muitas lapidações que imitam cristais, como, por exemplo, as gotas de pingentes e de contas, que são, na realidade, vidros trabalhados, embora na sua composição também exista elementos naturais, e para moldá-los é usado o fogo, que é uma energia fortíssima. Eu utilizo esses cristais nas portas de casa ou de trabalho, em Feng Shui, e eles trincam de acordo com a energia que recebem.

Características principais de um cristal verdadeiro:

1. O cristal pesa, por menor que seja ele pesa muito mais que o acrílico ou que o vidro. Coloque-os na palma de sua mão e faça a avaliação.

2. Por mais lapidado que seja, os cristais têm incisões em seu corpo. Duvide de cristais muito homogêneos e perfeitos, porque se fossem verdadeiros o preço seria altíssimo.

4. Os cristais sempre são mais ásperos e densos do que o vidro, que por sem um pouco pesado poderá deixar dúvidas.

As Pérolas

Todos sabemos que as pérolas naturais nascem em consequência dos grãos de areia que provocam uma irritação no corpo interior da concha (aquele molusco), é uma espécie de defesa.

Hoje temos imitações perfeitas de pérolas, mas a verdadeira não engana:

- Sua temperatura é fria.
- Ela não é "macia".
- Pérola pesa.
- Ela é áspera e brilha, mas não tem o toque de esmalte.
- Se você passar uma pérola verdadeira no seu dente, sentira que a sensação é bem diferente e mais desagradável de que fazer o mesmo processo com uma sintética.
- Não tenha vergonha de fazer o teste citado acima em uma joalheria, porque eles "não enganam" por batizarem a pérola falsa com outro nome.
- Comprar um anel com pérola de Maiorca lisinha é comprar uma pérola falsa.
- Pérolas Shell são fabricadas com resina de porcelana, não se deixe enganar.
- A verdadeira pérola pode ser: de água doce, do mar, coletada (a pérola se forma naturalmente na ostra), ou é cultivada (quando temos uma criação de ostras e provocamos a reação artificialmente).

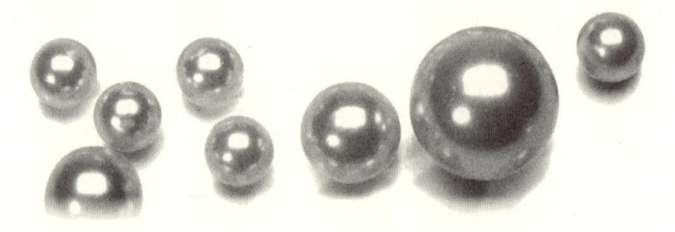

Os Diamantes

Hoje temos a zircônia que imita muito o diamante, mas que brilha mais na luz. A melhor maneira de comprar um diamante verdadeiro, é:

1. Comprar em lugar confiável.

2. Pedir garantia por escrita e assinada da pedra, e, se for um diamante muito caro, peça reconhecimento de firma da assinatura da garantia.

3. Esse procedimento é válido para qualquer cristal ou metal que também pode ser alterado. Você tem direito de pedir a garantia de uma gema.

Os Metais

Muita atenção com o "ouro rose" ou rosado, para chegar no tom e na dureza para uma joia teria que colocar cobre na sua composição e, geralmente, essas peças costumam ser de prata com um banho de ouro rose.

O ouro tem diferenciação de acordo com sua composição, porque puro ele não chega na dureza ideal para moldar, então, quando você ver "ouro 18K ou 750", que dizer que ¾ é ouro e ¼ é outro metal. Esta é a dosagem maior de ouro.

O metal é sempre mais confiável quando leva esse carimbo, que geralmente está no fecho de uma peça ou no lado de dentro de um anel.

O ouro branco tem platina na sua composição; e o ouro baixo, ou 14K, tem menos da metade de ouro em sua composição.

O ouro turco leva muito mais latão do que ouro em sua composição, é mais amarelado e "preteja".

2

OS CRISTAIS E SUAS PROPRIEDADES

Trabalhar com cristais exige seriedade e consciência. Quanto mais os conheço, mais fascinada fico. No decorrer desses anos de prática e estudos, aprendi que vários deles possuem propriedades em comum, o que permite que um cristal possa substituir perfeitamente o outro em um tratamento. Para melhor organizar sua pesquisa, levando em conta um estudo comparativo e minucioso, selecionei cristais que atendem a todos os tipos de problemas que surgem nos atendimentos de um gemoterapeuta. Isso fará com que sua pesquisa para o tratamento seja mais fácil, objetiva e direta. Os cristais serão apresentados da seguinte maneira:

- Detalhes e/ou curiosidades sobre o cristal citado.
- O grupo à qual ele faz parte.
- A dureza, que determina sua resistência ao risco segundo a Escala de Mohs.
- Sua composição química.
- Em quais países são mais encontrados.
- Propriedades e uso do cristal para cura nos aspectos FÍSICO: que tipo de bloqueio é neutralizado e/ou quais pontos são beneficiados pelo cristal; e EMOCIONAL: que tipo de bloqueio é neutralizado e/ou quais pontos são beneficiados pelo cristal no nível emocional.

Ágata

As ágatas são cristais muito usados e procurados por sua gama de cores, tipos e desenhos formados em sua estrutura. Devido à sua energia de abundância, os agricultores do passado "plantavam" ágatas energizadas para promover boa colheita.

De um modo geral, as ágatas estão ligadas à proteção, ao amor, à cura, à força, à sorte, à harmonia, à coragem, à abundância, à riqueza e à fertilidade, sendo que umas são mais direcionadas a um tipo de cura e energia.

GRUPO: quartzo.

DUREZA: 6,5-7.

COMPOSIÇÃO QUÍMICA: sílica, dióxido de ferro, cálcio, manganês, cromo, alumínio, dióxido de silício, anfibólio, sódio e níquel.

PODE SER ENCONTRADA: no Brasil, na Botswana, na Alemanha, na Índia, em Madagascar, nos Estados Unidos, na África do Sul e na China.

CURA FÍSICA: revigora o corpo; equilibra e energiza os chacras e tem grande poder de cura.

CURA EMOCIONAL: protege nossa aura e nosso campo vibracional e acalma as emoções.

Ágata-azul-rendada

Também conhecida como *Ágata Blue Lace*, sua energia trabalha com o estresse, neutraliza tensões nos relacionamentos e traz proteção. Sua vibração favorece e atrai as crianças, porque estimula a alegria, a inocência e facilita a comunicação.

CURA FÍSICA: alivia queimaduras e ferimentos na pele; problemas de audição, reumatismo e artrite e fortalece a estrutura óssea.

CURA EMOCIONAL: facilita a comunicação; ajuda no tratamento de problemas com a fala; traz equilíbrio e proteção para as crianças.

Ágata-botswana

Originária da Botswana, na África, essa gema é muito delicada em seus traços, e, por isso, é muito usada em joias.

CURA FÍSICA: usada na regeneração dos tecidos; auxilia o fígado a eliminar toxinas; atua no combate ao vício do tabagismo e nos problemas pulmonares.

CURA EMOCIONAL: transmite calma e propicia relaxamento, criatividade e raciocínio para soluções de problemas.

Ágata de fogo ou vermelha

Possui a energia do fogo, da ação e da coragem.

CURA FÍSICA: memória, problemas de visão e cólicas renais.

CURA EMOCIONAL: estimula a coragem, o progresso e a ação; combate a apatia e pode estimular a agressividade.

Ágata-marrom

Protege contra a inveja, contra ladrões e todos os tipos de energias negativas. Favorece as vitórias e o sucesso.

CURA FÍSICA: usada para promover o equilíbrio de alguma disfunção ou mal funcionamento físico.

CURA EMOCIONAL: equilíbrio e centramento.

Ágata-musgosa

Favorece trabalhos com animais e com a natureza; auxilia em novos relacionamentos e traz equilíbrio.

CURA FÍSICA: combate gripes, resfriados, problemas de pele e alergias; favorece a ação capilar e a digestão e combate disfunções renais e hepáticas.

CURA EMOCIONAL: combate a depressão e a rigidez e fortalece a autoestima e a autoconfiança.

Ágata-geodo

Também conhecida como "ágata de água", "pedra da sorte" ou "geodo da sorte", essa gema brilha no fogo. Os antigos acreditavam que ela afastava os maus espíritos e, devido ao seu brilho, ela indicava o caminho para chegar a outras pedras preciosas. Por isso, até hoje é considerada portadora de sorte. Sua origem é brasileira e ela afasta tudo o que é negativo, previne contra falsidades, traz satisfação e beleza, auxilia na meditação e harmoniza a alma.

CURA FÍSICA: protege a pele em geral, especialmente contra verrugas, rugas, erupções e abscessos.

CURA EMOCIONAL: traz autoconfiança, alegria de viver e evita doenças psicossomáticas.

Água-marinha

Na Antiguidade, essa pedra foi considerada como "a pedra do mar" e era usada como talismã de proteção por todos que trabalhavam ou viajavam por rio e mar. A água-marinha é um símbolo de amor, considerada como a protetora dos relacionamentos, da alegria e da felicidade matrimonial. Era a gema mais usada em anéis de noivado, pois favorece o equilíbrio dos casais em crise, trazendo harmonia, tranquilidade, calma e paz.

GRUPO: berilo.

DUREZA: 7,5-8.

COMPOSIÇÃO QUÍMICA: alumínio, berílio, silicato com cromo e magnésio.

PODE SER ENCONTRADA: em Madagascar, no Afeganistão e no Brasil.

CURA FÍSICA: é um cristal de limpeza. Atua na cura de problemas respiratórios, nas dores no pescoço, na nuca, em problemas do coração e na regeneração das células. É um dos poucos cristais usados na cura do lúpus (um tipo de reumatismo autoimune, que ataca o colágeno, a musculatura, os rins e o pâncreas). Nesses casos, a água-marinha ajuda no controle e na diminuição do fator LSE no sangue.

CURA EMOCIONAL: alinha os chacras; acalma medos e fobias; diminui a ansiedade; harmoniza relacionamentos e ambientes tumultuados; facilita a comunicação, a racionalização e a expressão.

Amazonita

A amazonita é uma das pedras sagradas dos índios. Os antigos acreditavam que ela atraía sorte e dinheiro. Por isso é muito procurada para atrair sucesso nos empreendimentos até os dias de hoje, além de ser muito usada por tarólogos, cartomantes e praticantes de artes divinatórias.

GRUPO: potássio.

DUREZA: 6-6,5.

COMPOSIÇÃO QUÍMICA: potássio, alumínio, sílica, magnésio, rubídio, ferro, sódio, cálcio e selênio.

PODE SER ENCONTRADA: em Madagascar, nos Estados Unidos e no Brasil.

CURA FÍSICA: atua contra dores nas regiões peitoral e torácica, no trato do coração, dos pulmões, das costas e da nuca; combate espasmos; acalma dores; combate dores de cabeça e enxaqueca.

CURA EMOCIONAL: acalma os nervos; combate transtornos do sono de foro emocional; traz equilíbrio, tolerância e paciência; ativa a criatividade; regula e amplia o poder do pensamento e estimula a clarividência.

Âmbar

O âmbar é uma gema orgânica, composta de resina fossilizada. É uma das mais antigas substâncias usadas para adorno e proteção. Acredita-se que o âmbar possua poderes mágicos, por isso é muito usado como amuleto contra energia negativa e magia negra.

Grupo: gema orgânica.

Dureza: 2-2,5.

Composição química: carbono, hidrogênio, oxigênio e enxofre.

Pode ser encontrada: na Dinamarca, na Suécia e na Rússia.

Cura física: ajuda no tratamento da artrite, do reumatismo, nas doenças respiratórias, do fígado e do estômago, com o plexo solar, a pele e os dentes.

Cura emocional: fortalece a memória; acalma a ansiedade; traz autocontrole, proteção, magnetismo, motivação, alegria de viver e capacidade de decisão; combate a depressão; atrai foco, força e sucesso nos negócios. É usado para todo tipo de atração e favorece o amor.

Ametista

Uma das propriedades desse cristal é combater o alcoolismo. A ametista é considerada um cristal altamente espiritual e é conhecida como o "cristal da paz" ou "a pedra do poder absoluto". Além de protetora, traz compreensão; trabalha com o místico e o psíquico; ajuda na ligação com Deus e é muito usada tanto para "favorecer a passagem" quando as pessoas estão morrendo, como para consolar e equilibrar os que estão sofrendo com a perda.

Grupo: quartzo.

Dureza: 7.

Composição química: sílica, dióxido com ferro, manganês, titânio, cálcio, magnésio e cromo.

Pode ser encontrada: em Madagascar, na Namíbia, no Sri Lanka, no Uruguai, nos Estados Unidos e no Brasil.

Cura física: combate o alcoolismo; equilibra o funcionamento dos órgãos de limpeza e os hormônios; fortalece o sistema imunológico; ativa a circulação, os vasos sanguíneos, o coração, a pele e os cabelos.

Cura emocional: combate a depressão e o estresse; traz calma, harmonia, alegria e paz. É muito usada para curar distúrbios do sono de foro emocional e os nervos, pois promove a tolerância e o autocontrole. Aumenta o grau de espiritualidade e a consciência divina.

Aragonita

A aragonita sempre foi conhecida como um cristal de cura. É muito apreciada por artesãos por ser fácil de manusear e de lapidar. É considerada uma fonte de força, pois possui em sua composição alta concentração de cálcio.

Grupo: aragonita.

Dureza: 3,5.

Composição química: cobalto e cálcio.

Pode ser encontrada: na Sicília, na Espanha, no México, no Paquistão e nos Estados Unidos.

Cura física: atua efetivamente nos ossos, na musculatura, no combate ao reumatismo, em inflamações na pele e nos dentes e fortalece os tecidos.

Cura emocional: acalma; evita sonambulismo e pesadelos; combate o cansaço diário provocado por tensão; traz força e equilibra os corpos energéticos.

Aventurina

A aventurina é um tipo de quartzo que já foi um talismã muito popular entre as pessoas que gostavam de fazer apostas, pois acreditava-se que essa pedra trazia sorte e atraía dinheiro.

GRUPO: quartzo.

DUREZA: 6-6,5.

COMPOSIÇÃO QUÍMICA: sílica, dióxido, cromo, ferro e manganês.

PODE SER ENCONTRADA: na Índia e no Brasil.

CURA FÍSICA: muito usada em tratamentos de problemas oculares e de células nervosas. Fortalece o timo; estimula os tecidos musculares e neurológicos; facilita todo tipo de cura; atua positivamente na pele, no coração, nas unhas, nas células nervosas e no combate a queda dos cabelos.

CURA EMOCIONAL: traz sensação de bem-estar, tranquilidade e confiança diante da vida; dissipa o medo; combate reações psicossomáticas e aumenta os poderes mentais.

Barita

A barita é uma pedra de proteção. Os antigos usavam-na para protegerem-se da magia negra. Hoje ela é utilizada na composição de tecidos ou em placas que absorvem a radioatividade, usadas por profissionais que ficam expostos à radiação como raios-X e raios ultravioleta.

GRUPO: sulfatos.

DUREZA: 3-3,5.

COMPOSIÇÃO QUÍMICA: bário, enxofre e oxigênio.

PODE SER ENCONTRADA: na Itália, no México, na Austrália, nos Estados Unidos e no Brasil.

CURA FÍSICA: protege contra irradiações, taquicardia e queimaduras em geral; acalma os nervos; atua em distúrbios auditivos e na impotência.

CURA EMOCIONAL: combate a agorafobia e a histeria; libera emoções e sentimentos contidos e reprimidos; equilibra os efeitos negativos provocados por radiações do meio ambiente; harmoniza relacionamentos e protege todos os tipos de irradiações, de energias negativas e de magia negra. Pode ser usada na gemoterapia em todos os chacras para remoção de todos os tipos de energia.

Berilo

Beryllos em grego significa óculos; por muito tempo essa pedra foi usada como lente para óculos. Os judeus o consideravam um cristal mágico, intensificador da sua crença e de sua ligação com Deus. O berilo tem grande poder de irradiação.

GRUPO: berilo.

DUREZA: 7,5-8.

COMPOSIÇÃO QUÍMICA: césio, alumínio, silício e manganês.

PODE SER ENCONTRADA: em Madagascar, no Afeganistão e no Brasil.

CURA FÍSICA: atua no estômago, nos intestinos, nos nervos, no coração e nas moléstias dos olhos.

CURA EMOCIONAL: fortalece a aura e o magnetismo; amplia as irradiações do corpo trazendo charme, atração sexual, erotismo e sensação de alegria.

Bronzita

Muito usada como adorno, a bronzita é uma pedra com brilho metálico, pois tem em sua composição magnésio e ferro.

GRUPO: piroxênio.

DUREZA: 5-6.

COMPOSIÇÃO QUÍMICA: silicato de magnésio e ferro.

PODE SER ENCONTRADA: na Índia, na China, na Austrália, na África do Sul e no Brasil.

CURA FÍSICA: protege contra cistos em geral e problemas no pulmão; favorece o centro motor; combate o ressecamento da pele e o envelhecimento precoce e atua nos problemas cerebrais e na dor ciática.

CURA EMOCIONAL: previne contra abusos; acalma; favorece a concentração e o bom humor; combate traumas e depressões; protege contra energias negativas e equilibra os fluxos de energia.

Calcedônia

A calcedônia é um cristal purificado por natureza. Possui propriedades para absorver as energias negativas e ao mesmo tempo "dissolvê-las", de forma a dispensar qualquer tipo de limpeza e de energização. Apesar dessa propriedade, costuma-se limpá-la e energizá-la quando usada. Foi considerada como "a pedra do leite", por auxiliar na lactação e fortalecer o instinto maternal. É conhecida como o cristal da calma e do equilíbrio.

GRUPO: quartzo.

DUREZA: 7.

COMPOSIÇÃO QUÍMICA: dióxido de silício.

PODE SER ENCONTRADA: na Namíbia, na Turquia, na Índia, nos Estados Unidos e no Brasil.

Cura física: atua no tratamento das varizes, nas febres, na gangrena e feridas; protege as cordas vocais; evita distúrbios da fala; rejuvenesce a pele; combate a bronquite e a rouquidão.

Cura emocional: combate medos, inibições, nervosismo e melancolia; fortalece a autoconfiança e o poder de decisão; purifica e evita todos os tipos de ataques psíquicos e energéticos; protege contra acidentes e traz sorte e sucesso.

Calcita

A calcita possui uma variedade de cores: transparente, verde, rosa, azul e laranja. Sua principal propriedade é ampliar energias. Para direcionar melhor o uso das calcitas, na sequência veja um resumo com as propriedades de cada cor.

Grupo: carbonatos.

Dureza: 3.

Composição química: cálcio.

Pode ser encontrada: no Brasil.

Cura física: reduz a ansiedade, combatem a depressão e aumenta a energia vital.

Cura emocional: remove energias estagnadas, ajuda a desenvolver capacidades psíquicas; purifica e eleva energias e vibrações do ambiente e nos dá uma profunda paz de espírito.

Calcita-transparente

Muitos a chamam de *calcita-ótica*, pois tem a capacidade de duplicar o desenho de uma linha quando colocada sobre o papel desenhado. Sua energia é intensificadora e ampliadora.

Propriedade de cura: usada tanto físico como emocionalmente como intensificadora, ampliando a energia de outro cristal.

Calcita-rosa

Tem efeito calmante, favorece o amor.

Cura física: atua nas doenças psicossomáticas.

Cura emocional: tem propriedades calmantes e favorece o amor.

Calcita-azul

Purifica; favorece a comunicação; combate traumas; trabalha com a cura do plano mental; dissipa ideias limitadoras; traduz a linguagem dos sentimentos e do coração; atrai dinheiro e prosperidade e traz sabedoria.

Cura física: atua em problemas na garganta e no pescoço.

Cura emocional: propicia expansões e clareia os sentimentos e as emoções.

Calcita-laranja

Trabalha com a energia física do corpo; atua positivamente nos órgãos do plexo solar, nos ossos, nos cabelos e nas juntas e ajuda a melhorar os objetivos da vida, pois combate a inconstância e traz felicidade.

Cura física: atua nos órgãos do plexo solar e nas doenças reumáticas.

Cura emocional: traz autoconfiança, coerência e objetividade.

Cianita

Seu nome deriva do grego *kyanos*, que significa *azul*. Essa gema apresenta diferentes durezas, é resistente, mas ao mesmo tempo pode "esfarelar-se". É muito usada para meditação, principalmente por essa força dupla. As antigas civilizações acreditavam que a cianita trazia os deuses Netuno e Poseidon à Terra, por isso foi considerada como protetora de todos os perigos das águas.

GRUPO: pertence à classe dos silicatos.

DUREZA: 4,5-7.

COMPOSIÇÃO QUÍMICA: alumínio e sílica.

PODE SER ENCONTRADA: na Itália, no Oeste da África, nos Estados Unidos e no Brasil.

CURA FÍSICA: atua na audição, nos olhos, no olfato, nas cordas vocais, na respiração, em dores no pescoço na laringe e na faringe.

CURA EMOCIONAL: acalma; traz serenidade, objetividade e realidade; propicia comunicação clara e efetiva; ajuda a concentração; promove a espiritualidade e a mediunidade e clareia as visualizações.

Citrino

O citrino é um tipo de quartzo. Os antigos acreditavam que ele trazia sorte e longevidade.

GRUPO: quartzo.

DUREZA: 7.

COMPOSIÇÃO QUÍMICA: sílica, ferro, manganês, cálcio e titânio.

PODE SER ENCONTRADA: em Madagascar, na Colômbia, nos Estados Unidos e no Brasil.

CURA FÍSICA: é um cristal de limpeza que favorece o metabolismo e tem efeito regenerativo. Facilita a digestão; fortalece o fígado; atenua distúrbios hormonais e digestivos; combate a queda de cabelos; traz vitalidade; atua em problemas da musculatura e dos nervos.

CURA EMOCIONAL: melhora o raciocínio e é muito usado para jovens na época de provas, para facilitar a concentração, a percepção e a lógica. Traz boa disposição, aceitação, positivismo, coragem, confiança, motivação, constância e disposição para o carinho.

Coral

Gema orgânica que possui uma grande variedade de cores, os corais representam a essência da vida e estão relacionados à proteção, à felicidade e à riqueza.

GRUPO: matéria orgânica.

DUREZA: 3-4.

COMPOSIÇÃO QUÍMICA: carbonato de cálcio.

PODE SER ENCONTRADA: nas Ilhas Canárias, no Japão, na Austrália e em todos os mares quentes.

CURA FÍSICA: protege a mulher e o feto na gravidez; fortalece o coração e a circulação sanguínea; purifica o sangue; acalma distúrbios menstruais; combate a esterilidade e mantém o apetite sexual.

CURA EMOCIONAL: fortalece o amor e a amizade; afasta pessoas invejosas; combate a depressão e traz energia e vitalidade.

Cornalina

A cornalina é um tipo de calcedônia vermelha usada pelos antigos para acalmar raiva, inveja, ciúme e rancor. É considerada como uma pedra com poderes divinos, entre eles, o poder da renovação.

GRUPO: quartzo, família das ágatas.

DUREZA: 6,5-7.

COMPOSIÇÃO QUÍMICA: sílica, cromo, manganês, zinco, ferro, enxofre, alumínio, magnésio e fósforo.

PODE SER ENCONTRADA: em Madagascar, na Índia, nos Estados Unidos e no Brasil.

CURA FÍSICA: melhora a circulação nos órgãos; favorece a oxigenação; ativa e regula a pressão sanguínea; rejuvenesce a pele; atua na descontaminação; combate problemas digestivos, intestinais, renais, dores no fígado e no baço e intensifica os tratamentos de combate ao câncer.

Cura emocional: traz vitalidade e alegria de viver; fortalece o poder de decisão e propicia fertilidade, erotismo, resistência e discernimento nos casos de amor e de amizade.

Crisocola

Seu nome vem do grego *chrysos* (ouro) e *Kolla* (cola), nome do material usado para a solda de ouro por Theophrastus, em 315 a.C. A crisocola é considerada a pedra dos sábios, pois proporciona um relacionamento harmonioso entre o corpo e o espírito e equilibra o yin e o yang, trazendo proteção e esperança ao seu usuário.

Grupo: pertence à classe dos silicatos.

Dureza: 2-4.

Composição química: cobre e silício.

Pode ser encontrada: nos Estados Unidos, na África do Sul e no Peru.

Cura física: diminui os efeitos do reumatismo; fortalece o crescimento dos ossos e equilibra o funcionamento do baço, do estômago, dos rins e dos intestinos. Na gravidez, protege a gestante de excesso de peso, de dores nas costas, de partos difíceis e propicia saúde e crescimento para o feto.

Cura emocional: traz vitalidade e energia; combate a sensação de opressão e de estresse e transmite calma, tolerância e amor.

Crisoprásio

Antigamente, o valor do crisoprásio era equivalente ao do ouro e ele era muito usado como protetor contra magia negra e para cura.

GRUPO: quartzo, família da calcedônia.

DUREZA: 6,5-7.

COMPOSIÇÃO QUÍMICA: sílica, níquel, cromo, manganês, cálcio, zinco, ferro e enxofre.

PODE SER ENCONTRADA: na Austrália, na Índia, em Madagascar, nos Estados Unidos e na África do Sul.

CURA FÍSICA: atua nas moléstias do coração, na próstata, na circulação sanguínea, nos nervos, nas artérias, na hipertensão, no combate à falta de apetite, na impotência, na enxaqueca, nas dores de cabeça, nos distúrbios das glândulas hormonais, nas dores reumáticas e nas hemorragias. Propicia um sono tranquilo.

CURA EMOCIONAL: atua na capacidade de adaptação; propicia autorreconhecimento, esperança e renovação; equilibra os relacionamentos; combate a depressão e o mau humor; traz paz interior, felicidade, sorte, dinheiro, crescimento espiritual, ânimo e aceitação em novas situações ou mudanças.

Diamante Herkimer

É um tipo de cristal de quartzo encontrado nas minas de Herkimer (Nova Iorque). Parece um diamante e pode substituí-lo energeticamente. É conhecido como "cristal dos sonhos", pois aumenta a percepção dos sonhos e das viagens astrais. Geralmente é encontrado com terminação dupla.

GRUPO: quartzo.

DUREZA: 7,5.

COMPOSIÇÃO QUÍMICA: dióxido de silício.

PODE SER ENCONTRADA: nos Estados Unidos.

CURA FÍSICA: combate toxinas, impurezas e favorece o equilíbrio do corpo; aumenta a resistência contra toxinas danosas que causam tumores ou outras formações cancerígenas; aumenta a capacidade de cura de outros cristais.

CURA EMOCIONAL: combate ao estresse; equilibra e purifica a energia do corpo e da mente; fortalece os pensamentos positivos; elimina tensões; limpa e amplia a energia de outros cristais e irradia energia.

Dolomita

Na antiguidade, foi muito usada na medicina como pedra de cura, pois é rica em cálcio e magnésio em sua composição. A dolomita traz a riqueza da natureza em sua composição química, sua energia é muito forte.

GRUPO: pertence à classe dos carbonatos.

DUREZA: 3,5-4.

COMPOSIÇÃO QUÍMICA: cálcio, magnésio e carbonato.

PODE SER ENCONTRADA: na Áustria e no Brasil.

CURA FÍSICA: previne doenças e infecções da pele; protege o pâncreas, a tireoide, os ovários e os testículos; previne a esclerose e a arteriosclerose; auxilia no crescimento dos ossos e na prevenção da degeneração das células.

CURA EMOCIONAL: combate a agressividade e a raiva; equilibra o humor, a calma e a autoestima; atenua a tristeza; ajuda a superar os sentimentos negativos ocasionados por separações e solidão e propicia assentamento, concentração, constância e objetividade.

Enxofre

O enxofre é um mineral amarelo de fácil combustão. Quando queimado exala um odor forte e característico. Por isso, foi muito usado na Antiguidade em rituais de magia para "espantar demônios" e era usado na entrada das casas para protegê-las do mal.

Grupo: não metal.

Dureza: 1,5 a 2,5.

Composição química: elementos nativos, formado por deposição das fumarolas emanadas nas crateras dos vulcões.

Pode ser encontrado: na Rússia e em fontes termais e zonas vulcânicas.

Cura física: atua positivamente nos "filtros" do nosso corpo: fígado, rins, vesícula, baço, pâncreas, intestinos e auxilia na digestão. É muito usado em problemas de pele, para aliviar queimaduras.

Cura emocional: quando usado no plexo solar, elimina a raiva, a depressão, o egoísmo e a irritabilidade; aumenta a força de vontade e a capacidade de argumentação e corta o mal.

Atenção: o enxofre é um cristal que se dissolve facilmente e não deve ser colocado na água. Sua limpeza deverá ser feita passando a fumaça de um incenso de alfazema em sua volta.

Epídoto

Seu nome vem do grego *epidosis* (acrescimento). O epídoto é também denominado pistacita, devido à sua coloração verde-pistache. É um cristal associado à autorrealização.

Grupo: epídoto.

Dureza: 6-7.

Composição química: silicato de ferro, alumínio e cálcio.

PODE SER ENCONTRADA: no Brasil, em Madagascar, nos Estados Unidos e na Áustria.

CURA FÍSICA: acalma os nervos, o coração, combate bronquites crônicas, acelera a recuperação em doenças e é também muito usado em pessoas que receberam transplante de órgãos.

CURA EMOCIONAL: autorrealização; consciência da realidade; crescimento; maturidade; mudança; evolução e transformações positivas. É muito efetivo para atenuar traumas e equilibrar pessoas que tenham sido vítimas de abusos sexuais na infância.

Esmeralda

A esmeralda era considerada uma pedra sagrada nas civilizações antigas e tinha um papel importante em todas as culturas como, por exemplo, em Roma, onde era considerada a pedra do amor. Alguns terapeutas não costumam misturar a energia da esmeralda com a energia de outras pedras, pois acreditam que a sua energia só é compatível com a do diamante.

GRUPO: berilo.

DUREZA: 7,5-8.

COMPOSIÇÃO QUÍMICA: alumínio, berilo, silicone, enxofre, zinco, fósforo e ferro.

PODE SER ENCONTRADA: na Índia, no Paquistão, na Austrália, na África do Sul, no Brasil e nos Estados Unidos.

CURA FÍSICA: promove o rejuvenescimento; melhora a visão; previne e normaliza a pressão arterial; ajuda no fortalecimento das unhas e dos cabelos; combate o reumatismo e fortalece a musculatura.

CURA EMOCIONAL: elimina bloqueios; traz calma e vontade de viver; cura a insônia; estimula a memória; incentiva a verdade; promove o amor e a abundância.

Fluorita

Seu nome deriva do latim *fluo* (fluxo); na forma verbal *fluere*, significa a fluir. Os antigos diziam que a fluorita trazia consigo um pouco de todas as pedras. Sua coloração é fascinante. Atuando no chakra coronário, com mais intensidade.

GRUPO: classe dos halogenetos.

DUREZA: 4.

COMPOSIÇÃO QUÍMICA: cálcio, enxofre, cobre e manganês.

PODE SER ENCONTRADA: na Espanha, no México, nos Estados Unidos, na China e na Austrália.

CURA FÍSICA: possui ação regeneradora e curativa; limpa todo o corpo trabalhando com os pulmões, alergias, resfriados e gripes; fortalece os dentes, as gengivas e estimula o cérebro; combate a artrite e a artrose, enxaqueca e infecções e é estimulante sexual.

CURA EMOCIONAL: estimula a concentração, o cérebro e os pensamentos; protege de todas as influências malignas; traz compreensão, perdão e autoconfiança; ajuda a assimilar informações; equilibra os pensamentos e estimula o intelecto.

Galena

A galena é um cristal pouco conhecido e, por esse motivo, pouco utilizado.

GRUPO: sulfatos, não silicato.

DUREZA: 2,5.

COMPOSIÇÃO QUÍMICA: sulfato de cálcio hidratado e chumbo.

CURA FÍSICA: atua no sistema circulatório, no sangue; no olfato; no couro cabeludo e no crescimento dos cabelos; reduz inflamações da pele e estimula a saúde, os pulmões e a tireoide.

CURA EMOCIONAL: traz autoconfiança, alinhamento e centramento; estimula a busca da verdade, do sucesso e da harmonia; combate a depressão e ativa a imaginação.

Atenção: devido à grande concentração de chumbo em sua composição química, seu elixir não deve ser ingerido.

Goldstone

Goldstone é uma pedra feita por monges italianos que guardam o segredo da sua fórmula. Ela é composta por minerais e seu fluxo dourado é produzido na sua fundição.

Diz a lenda que os monges e alquimistas italianos tentavam fazer a ligação entre o Céu e a Terra quando surgiu essa fórmula. Por ser uma pedra fundida, apesar de feita com minerais, goldstone não surge naturalmente como os outros cristais.

GRUPO: composta (artificial, mas com propriedades naturais).

DUREZA: 7.

COMPOSIÇÃO QUÍMICA: não é conhecida sua composição exata, apesar de ser composta por minerais naturais, ela não é uma pedra que cresce naturalmente.

PODE SER ENCONTRADA: na Itália, mas pode ser produzita em qualquer local.

CURA FÍSICA: seu uso é mais indicado para tratar casos de fundo emocional.

CURA EMOCIONAL: equilibra distúrbios psíquicos de origem nervosa; fortalece o sistema imunológico; evita doenças psicossomáticas; acalma; combate a insônia e traz luz, alegria de viver, otimismo, autoestima e charme.

Granada

A granada é considerada a pedra da energia e da proteção. Civilizações antigas acreditavam que ela expulsava os demônios e fantasmas noturnos.

GRUPO: apatita.

DUREZA: 7-7,5.

COMPOSIÇÃO QUÍMICA: alumínio, sílica, manganês, ferro, cálcio, cromo, vanádio e titânio.

PODE SER ENCONTRADA: em todos os continentes.

CURA FÍSICA: trabalha com os órgãos sexuais e estimula a atividade sexual; purifica o sangue; ativa a circulação e combate a letargia.

CURA EMOCIONAL: estimula a atividade, a ação, a coragem, a iniciativa, a vitalidade e a força de vontade; protege amizades verdadeiras; traz energia, autoconfiança, sucesso profissional e popularidade.

Hematita

A hematita traz em sua essência a força do ferro e o oxigênio. Por isso, é um mineral que contém a metamorfose, a força e o etéreo, a Terra e o Ar. Ela absorve radiações da terra e da água. Sua essência é vermelha, pois quando trabalhada em processos de polimento a água que escorre dela é dessa cor.

GRUPO: pertence à classe dos óxidos e hidróxidos.

DUREZA: 5-6.

COMPOSIÇÃO QUÍMICA: óxido de ferro magnético, ferro, sílica, manganês, fósforo e cálcio.

PODE SER ENCONTRADA: no Brasil, na Suécia, na Noruega, na Espanha e na Ilha de Elba.

CURA FÍSICA: é usada para todas as moléstias do sangue, no tratamento e na prevenção de doenças como câncer, leucemia, anemia e diabetes; ajuda na coagulação e na cicatrização em cirurgias; purifica e fortalece o sangue; tem sido muito efetiva nos tratamentos da AIDS; combate a pressão baixa (não a use em hipertensos); alinha a coluna vertebral e evita cãibras.

CURA EMOCIONAL: dá disposição para o trabalho; proporciona proteção, coragem, alegria de viver e independência; traz força para alcançar as metas; ajuda a ter clareza nas ideias, objetividade e foco.

Hidenita

A hidenita foi descoberta pelo norte-americano Hidden. Ela tem qualidades de ampliar o poder de outras pedras verdes para a cura e tem como propriedade principal incentivar a estabilidade.

GRUPO: espodumênio.

DUREZA: 6.

COMPOSIÇÃO QUÍMICA: silício e alumínio.

PODE SER ENCONTRADA: no Brasil, em Madagascar, nos Estados Unidos e no Afeganistão.

CURA FÍSICA: alivia dores reumáticas, bem como dores na nuca, pescoço e juntas; intensifica o poder da cura; atua positivamente no sistema muscular; fortalece a musculatura do coração e auxilia o fluxo sanguíneo.

CURA EMOCIONAL: traz equilíbrio; ativa a vida sexual nas pessoas idosas; combate a depressão; fortalece o amor e a amizade; age na cura do terapeuta; amplia outras energias; protege; eleva as vibrações dos ambientes e dissolve a negatividade.

Howlita

A howlita tem a força da vida, traz ânimo, incentiva o convívio entre as pessoas, promovendo harmonia recíproca.

DUREZA: 3-4.

COMPOSIÇÃO QUÍMICA: magnésio e cálcio.

PODE SER ENCONTRADA: na África do Sul, no China e no México.

CURA FÍSICA: devido a sua alta concentração de cálcio, atua positivamente nos ossos e nas juntas. É diurética e combate azias.

CURA EMOCIONAL: acalma e neutraliza a raiva, a irritação e as energias negativas; facilita o processo de aceitação e paciência; traz coerência, charme e equilíbrio para o progresso pessoal e estimula a imaginação, a criatividade e a expressão artística.

Jade

O jade possui uma vibração muito forte e ressoa quando batemos em sua estrutura. Por isso, foi muito usado na confecção de instrumentos musicais. Na China, essa pedra é considerada divina até hoje.

GRUPO: augita, actnolita.

DUREZA: 7.

COMPOSIÇÃO QUÍMICA: silicato de alumínio e sódio.

PODE SER ENCONTRADA: na China, na Burma, no México, no Egito, no Canadá e na Rússia.

CURA FÍSICA: usado na cura dos órgãos de limpeza (rins, fígado e baço), limpa e purifica o corpo; reduz a pressão alta; baixa a febre e traz vitalidade e fertilidade.

CURA EMOCIONAL: traz paz interior, sabedoria, amor, proteção, inteligência, raciocínio, equilíbrio e alegria de viver.

Jaspe

Encontrado em várias cores e nuanças, o jaspe é uma variedade da calcedônia. Em geral, sua energia é de ancoramento, de equilíbrio e de nutrição.

GRUPO: quartzo.

DUREZA: 7.

COMPOSIÇÃO QUÍMICA: dióxido de silício, manganês, óxido de sílica, dióxido com ferro, enxofre e magnésio.

PODE SER ENCONTRADA: na Índia, no Brasil, no México, na África do Sul, nos Estados Unidos, em Madagascar e na Austrália.

CURA FÍSICA: aumenta a energia sexual; fortalece a saúde; revigora o corpo; elimina o cansaço e aumenta nossa energia no dia a dia.

CURA EMOCIONAL: protege contra energias negativas; alinha e purifica a aura e os chakras; harmoniza o emocional e eleva a espiritualidade.

Jaspe-amarelo

Cura, compreensão e autoconhecimento.

CURA FÍSICA: problemas no pâncreas, rins, fígado e vesícula; é desintoxicador; tem efeito curativo na diarreia, nas doenças intestinais e nas hemorroidas; combate distúrbios da menstruação e da meia-idade, a queda de cabelos e o bócio.

CURA EMOCIONAL: memória; autoconhecimento e compreensão.

Jaspe-leopardo

Trabalha com o lado feminino do sucesso, ou seja, a criatividade e a intuição. É muito usado por executivos para estimular essas capacidades.

CURA FÍSICA: cálculos nos rins, fígado e vesícula; reumatismo e enrijecimento da musculatura dorsal.

Cura emocional: atenua e evita impulsos destrutivos; impõe respeito à natureza; aumenta a sensibilidade; dissipa os medos e é muito usado para equilibrar a agressividade de pessoas que maltratam os animais.

Jaspe-picture

Intuição e equilíbrio.

Cura física: efeito curativo no fígado, baço, rins e vesícula; ajuda na digestão; purifica o corpo e embeleza a pele, as mãos, as unhas e os cabelos.

Cura emocional: traz bem-estar; alegria de viver e intuição.

Jaspe-vermelho

Defesa, cura, saúde, beleza e charme.

Cura física: estanca hemorragias e sangramentos; regenera o corpo; diminui náuseas; combate o excesso de peso e o acúmulo de gorduras; ajuda a combater o tabagismo e o alcoolismo e é muito usado no tratamento da AIDS.

Cura emocional: combate energias e sensações negativas; harmoniza; traz satisfação em todos os tipos de relacionamentos e assegura responsabilidade, segurança e flexibilidade.

Kunzita

A kunzita é uma pedra que expande a energia amorosa do coração e une as pessoas no amor.

Grupo: espodumênio.

Dureza: 6.

Composição química: sílica e alumínio.

Pode ser encontrada: no Brasil, no Afeganistão, em Madagascar e nos Estados Unidos.

Cura física: combate a hipertensão, os males do coração, distensões musculares, gota, artrite, manias e vícios com drogas e álcool.

Cura emocional: combate a depressão, a autodestruição, temores e doenças psicossomáticas e traz amor, parceria, espiritualidade, iluminação e qualidade de vida.

Labradorita

A labradorita foi descoberta no século 13, em Labrador, no Canadá. Seu jogo de cores é fascinante e é muito apreciada como joia.

Grupo: feldspato.

Dureza: 6-7.

Composição química: silicato de alumínio, cálcio e sódio.

Pode ser encontrada: no Canadá, na Finlândia, na Ucrânia e em Madagascar.

Cura física: devido ao alto teor de cálcio em sua composição, age rapidamente nos tratamentos das doenças dos ossos. Minimiza os sintomas de pessoas que são sensíveis à mudança de temperaturas; combate a pressão baixa, gota, doenças reumáticas e circulatórias e atua no sistema imunológico.

Cura emocional: acalma e equilibra sentimentos como raiva, egoísmo e egocentrismo; fortalece a memória; remove bloqueios inconsciente; traz compreensão, solidariedade e harmonia para os ambientes; promove os poderes ocultos, o psiquismo e a imaginação e equilibra a alma.

Lápis-lazúli

Lapis vem do latim e significa pedra, e *lazuli* vem de Lâzhward, que é o nome do lugar onde foi extraído. A "pedra de Lâzhward" ou pedra azul, como é conhecida mais popularmente, encantou civilizações e sempre foi usada como pedra de proteção, amizade e relacionamento.

GRUPO: formado principalmente pelo mineral Lazurite, que é do grupo do feldspato.

DUREZA: 5-6.

COMPOSIÇÃO QUÍMICA: sódio, sílica, cálcio, ferro, magnésio, enxofre, zinco, cobalto e alumínio.

PODE SER ENCONTRADA: no Chile, em Burma e no Afeganistão.

CURA FÍSICA: combate irradiações, pressão alta, queimaduras, dores de cabeça e disfunções menstruais; atua no coração, no pulmão, nas articulações, no cérebro, nos cabelos, no pescoço, na laringe e na tireoide.

CURA EMOCIONAL: relaxamento; disciplina; vitalidade; concentração; amizade; amor e parceria. Elimina bloqueios, receios e preconceitos.

Lepidolita

A lepidolita é um tipo de mica violeta com lítio, que pertence à família das micas (lepidolita, muscovita e fuxita), uma combinação de potássio e de alumínio.

GRUPO: micas.

DUREZA: 2-2,5.

COMPOSIÇÃO QUÍMICA: sílica, mica de lítio, potássio e alumínio.

PODE SER ENCONTRADA: no Brasil, na África do Sul e nos Estados Unidos.

CURA FÍSICA: combate a tensão, cãibras, tendinite, rigidez muscular e rugas.

CURA EMOCIONAL: transforma sensações negativas em oportunidades positivas; estimula a aceitação de mudanças, a honestidade e o perdão; combate medos, estresse e hostilidade; expulsa a negatividade; acalma a raiva e facilita a percepção extrassensorial.

Madeira petrificada

A madeira petrificada é um fóssil; uma árvore que foi cristalizada por minerais durante milhões de anos. Sua composição pode conter diversos minerais que fizeram parte de sua cristalização.

GRUPO: quartzo.

DUREZA: 7.

COMPOSIÇÃO QUÍMICA: dióxido de silício.

PODE SER ENCONTRADA: no Brasil, no Canadá, na África, em Madagascar e nos Estados Unidos.

CURA FÍSICA: sua composição carrega alto teor de cálcio e de minerais, portanto, atua na cura de doenças dos ossos e das articulações, dores reumáticas, artrose, artrite, gota, aneurisma e problemas cerebrais.

CURA EMOCIONAL: traz força, calma e segurança; elimina preocupações; dissipa rigidez de pensamentos, medos e crenças; fonte de energia e de luz, é indicada para a cura de todos os chacras; alivia problemas carmáticos; promove o processo de regressão a vidas passadas e é associada à longevidade e à sabedoria.

Madrepérola

A madrepérola é uma gema orgânica. Ela é a parte lisa e cintilante dos moluscos (ostra, etc.). Relaciona-se ao mar e ao movimento.

GRUPO: gema orgânica.

COMPOSIÇÃO QUÍMICA: cálcio.

PODE SER ENCONTRADA: gema orgânica encontrada no mar.

CURA FÍSICA: atua no sistema nervoso e muscular, na medula e na deficiência de cálcio.

CURA EMOCIONAL: fortalece o poder de decisão, a criatividade, o senso de cooperação e a adaptação e traz intuição, riquezas, dinheiro e prosperidade.

Malaquita

A malaquita é uma gema descoberta há três mil anos, usada tanto em adornos de proteção como para atrair o amor.

GRUPO: cobre.

DUREZA: 3,5-4.

COMPOSIÇÃO QUÍMICA: cobre, cromo, zinco e cálcio.

PODE SER ENCONTRADA: no Zaire, na Zâmbia e nos Estados Unidos.

CURA FÍSICA: saúde em geral, em especial problemas respiratórios ou nos pulmões, nos brônquios e no tratamento da asma; atua na desintoxicação, na purificação do fígado e no sistema cardiocirculatório; ajuda no autismo e nas doenças mentais.

CURA EMOCIONAL: traz força e vigor; melhora a expressão e atrai amor, sucesso, prosperidade, satisfação pessoal, poder, proteção e cura.

Morganita

Era conhecida como pedra mágica devido às suas vibrações.

Grupo: berilo.

Dureza: 7,5-8.

Composição química: manganês, silício, césio e alumínio.

Pode ser encontrada: no Brasil, no Sudoeste da África, em Madagascar e nos Estados Unidos.

Cura física: atua nos problemas das vias urinárias, nos músculos e nas cãibras; regula o batimento cardíaco, a respiração e a digestão; combate a incontinência urinária.

Cura emocional: tem efeito purificador que acalma, tranquiliza e equilibra sensações e sentimentos; transmite amor; renova as emoções e promove a telepatia.

Obsidiana

A obsidiana é uma rocha vulcânica que, segundo tradições, tem fortíssimo poder de cura e de proteção. Ela é a pedra da Nova Era, da conduta correta, porque, segundo sua história, a obsidiana protege, mas se você não andar na linha ela ensina a lei do retorno: "devolve e, se for o caso, castiga!" Existem muitos tons e tipos de obsidianas, veja na sequência um resumo das mais usadas e de mais fácil acesso.

Grupo: obsidiana.

Dureza: 5-5,5.

Composição química: rochas vulcânicas e magnésio, ferro, alumínio, cálcio, amorfa e silício.

Pode ser encontrada: nos Estados Unidos e no México.

PROPRIEDADES: as obsidianas trabalham mais especificamente no plano energético e de proteção. Portanto, no caso delas, não será especificada a cura física e emocional, nos limitando somente em suas propriedades.

Obsidiana-negra

PROPRIEDADES: elimina ilusões; auxilia na limpeza das toxinas; incentiva qualidades masculinas; é um escudo contra qualquer forma de negatividade; trabalha com proteção em geral, com a cura de males e afasta o negativismo.

Obsidiana flocos de neve

PROPRIEDADES: combate vírus, gripes, arteriosclerose e pressão baixa; traz consciência, liberdade, concentração e liberação de bloqueios e afasta perigos e todos os fluxos negativos.

Obsidiana-tigrada ou obsidiana-mogno

PROPRIEDADES: combate alergias e inflamações provocadas por bactérias; facilita a digestão; estimula a lógica, a concentração e o amor; combate medos e atrai forças espirituais positivas.

Olho de falcão

O olho de falcão recebe esse nome por sua capacidade de aumentar a visão.

GRUPO: quartzo.

DUREZA: 7.

COMPOSIÇÃO QUÍMICA: óxido de silício, ferro, potássio, enxofre, manganês e cobre.

PODE SER ENCONTRADA: na África do Sul, na Índia e na Austrália.

CURA FÍSICA: lesões oculares, miopia, inflamações na córnea e vista cansada; enxaquecas e dores de cabeça; dificuldades respiratórias e asma.

CURA EMOCIONAL: facilita relacionamentos; traz equilíbrio para atingir metas; discernimento, paz; abundância e prosperidade; dissipa medos; afasta a maldade e a inveja e propicia juventude e rejuvenescimento.

Olho de gato

O olho de gato pertence ao grupo do crisoberilo, mas muitos o consideram como da família dos quartzos ou como uma gema com alta concentração de amianto.

GRUPO: quartzo.

DUREZA: 7.

COMPOSIÇÃO QUÍMICA: dióxido de silício.

PODE SER ENCONTRADA: no Brasil, na África do Sul e nos Estados Unidos.

CURA FÍSICA: doenças dos olhos e saúde mental.

CURA EMOCIONAL: capacidade de resolução; força de vontade; coragem; inteligência; superação; estabilidade e prosperidade. Traz sorte e beleza; evita a ruína e restaura e aumenta a riqueza.

Olho de tigre

O olho de tigre é usado para cura e proteção. Dá o poder de ver Deus em todas as formas materiais e elimina o mal.

GRUPO: quartzo.

DUREZA: 7.

COMPOSIÇÃO QUÍMICA: silicato, ferro, enxofre, manganês e cromo.

PODE SER ENCONTRADA: na África do Sul, na Austrália, em Burma, na Índia e nos Estados Unidos.

CURA FÍSICA: cura de males em geral, especialmente do sistema neurovegetativo; auxilia no reumatismo, em casos de falta de ar, em problemas nos olhos e no plexo solar.

CURA EMOCIONAL: racionalização, concentração, proteção, poder pessoal, discernimento, confiança e iniciativa. Muito usada para auxiliar em provas e exames. Dissipa obsessão, ansiedade e letargia.

Ônix

Ao ônix sempre foram atribuídos poderes mágicos. Algumas tribos tinham medo dessa pedra, mas sabiam que ela protegia contra todos os tipos de negatividade, inclusive contra magia negra de outros feiticeiros. Acreditavam também que ela tinha o poder da invisibilidade.

GRUPO: quartzo.

DUREZA: 7.

COMPOSIÇÃO QUÍMICA: sílica e zinco.

PODE SER ENCONTRADA: no Brasil, no Uruguai e na Índia.

CURA FÍSICA: traz melhoras para os cabelos, as articulações, os ossos, as cartilagens e os ouvidos; auxilia na regeneração das células e nas úlceras; favorece o coração, os rins e os tecidos nervosos.

CURA EMOCIONAL: é tonificante e antidepressivo; equilibra os chacras; estimula a percepção e a concentração; combate a apatia, o estresse, os medos, a instabilidade e ajuda a resolver dificuldades e confusões da vida.

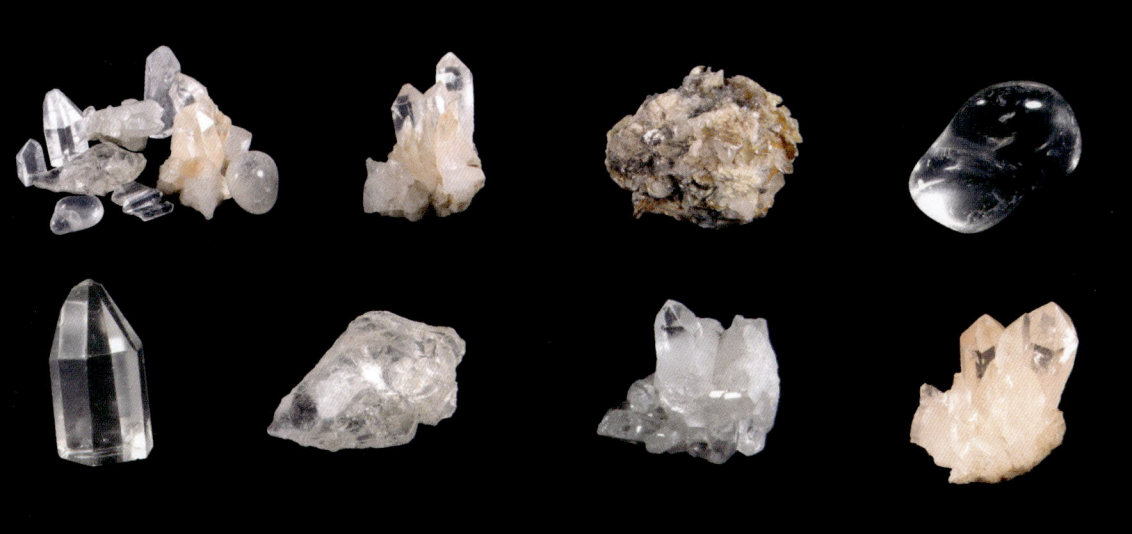

Cristais

Um universo em suas mãos

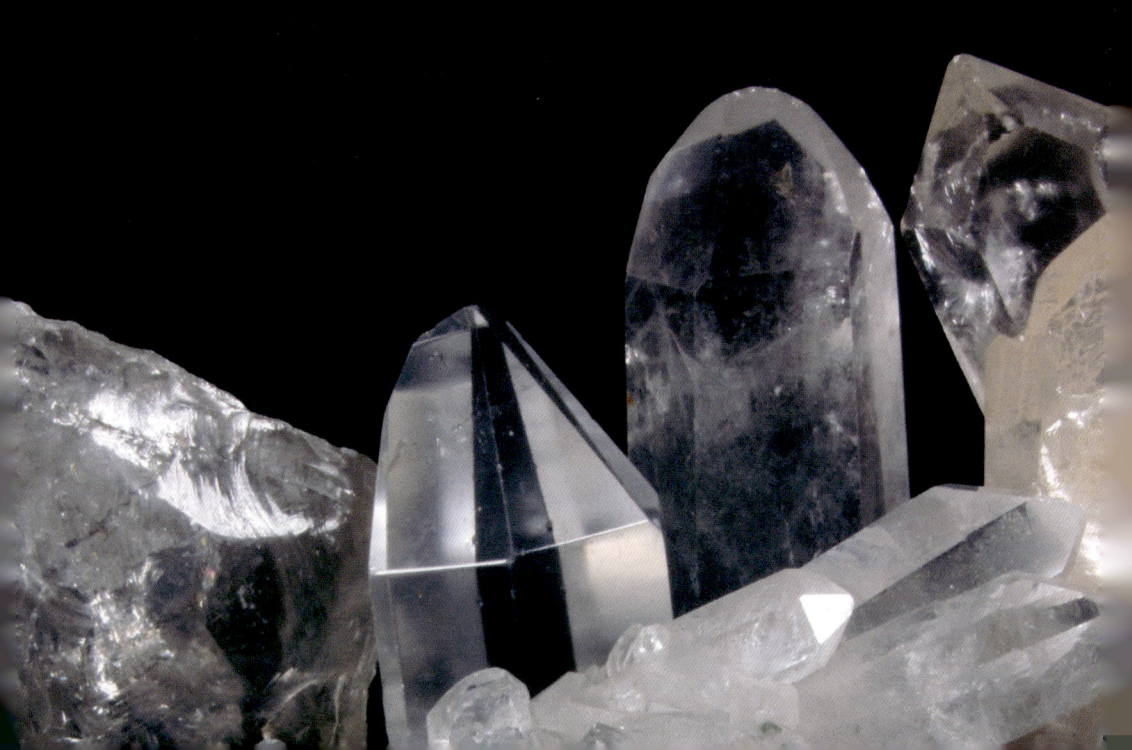

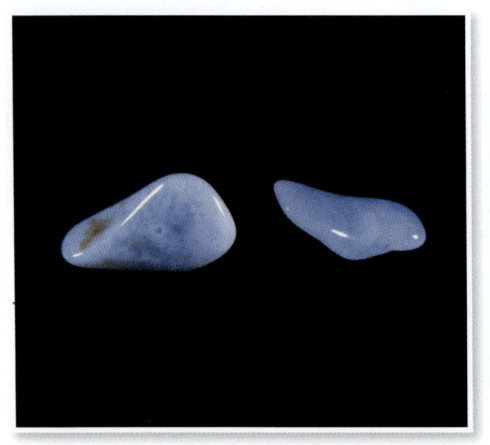

Ágata Azul Rendada (Blue Lace)

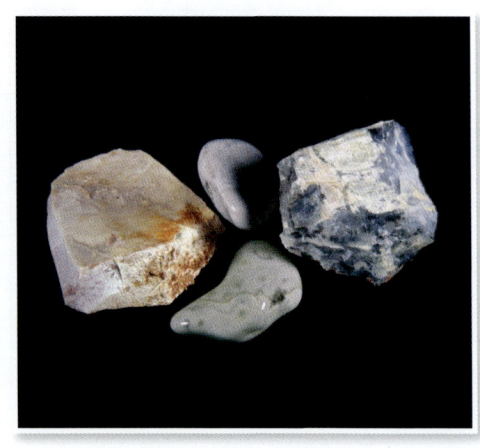

Ágata Botswana

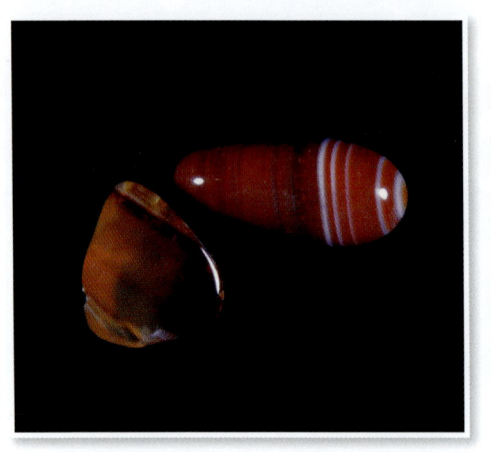

Ágata de Fogo (ou Vermelha)

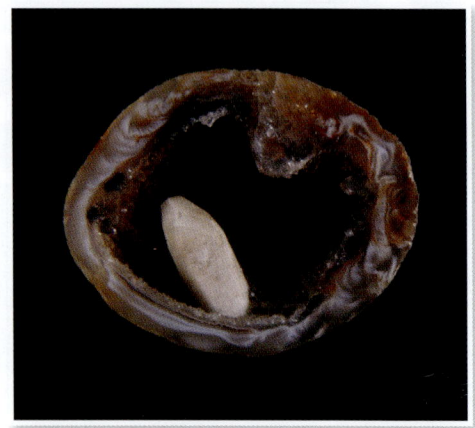

Ágata Geodo

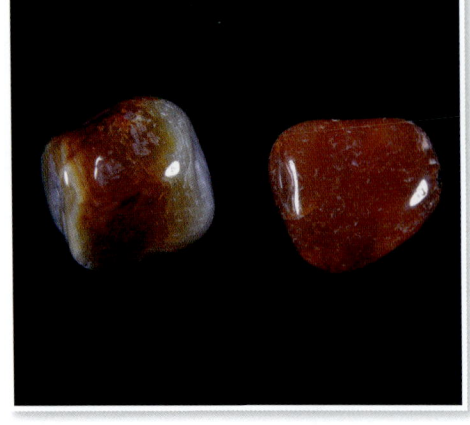

Ágata Marrom

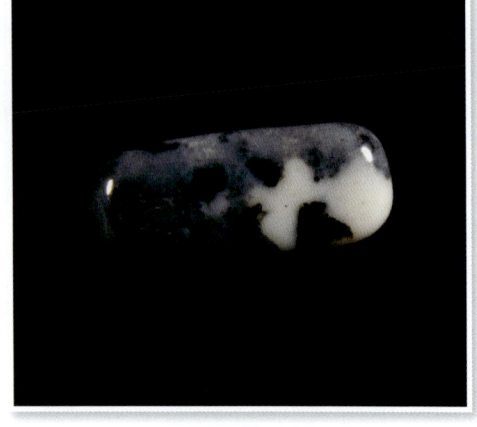

Ágata Musgosa

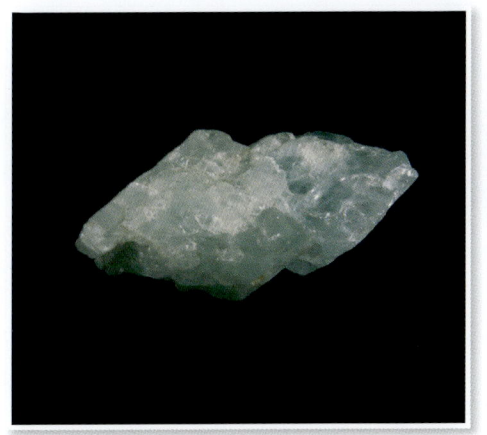

Água Marinha

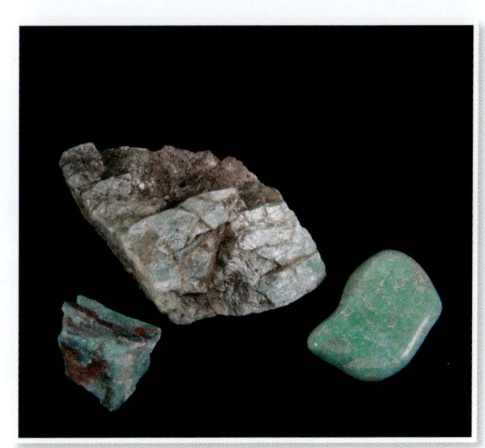

Amazonita

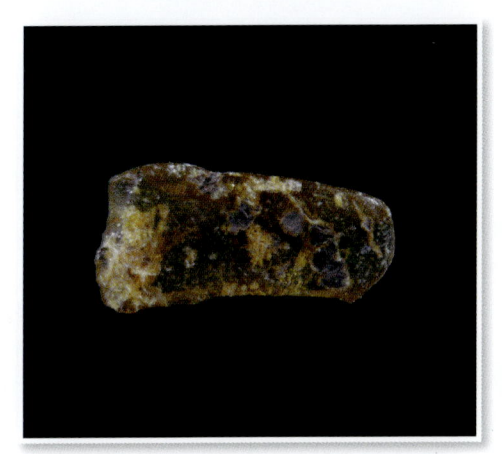

Âmbar

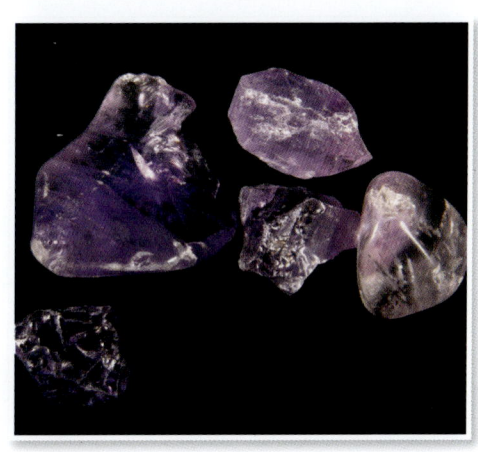

Ametista

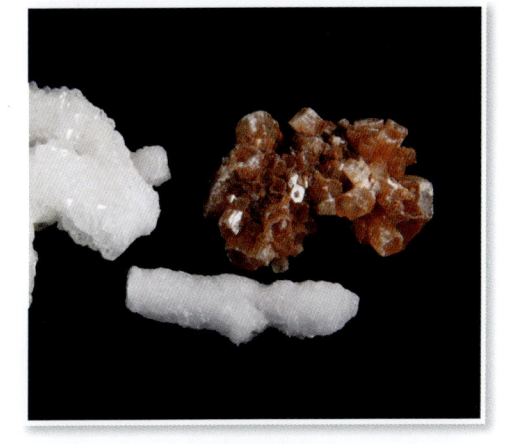

Aragonita

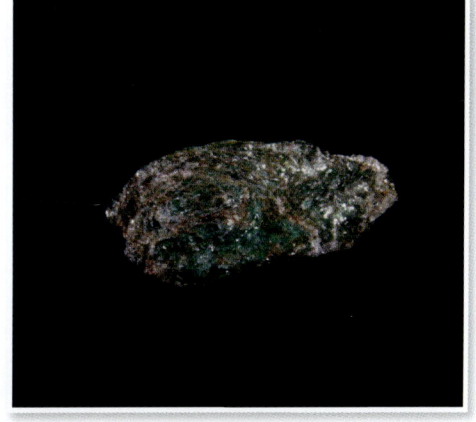

Aventurina

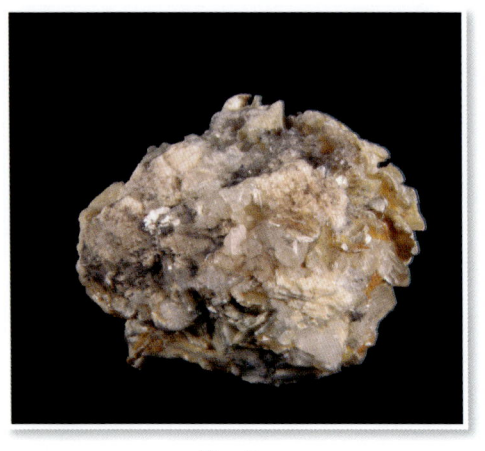

Barita

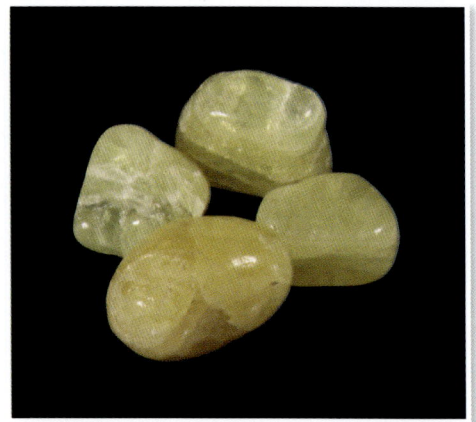

Berilo

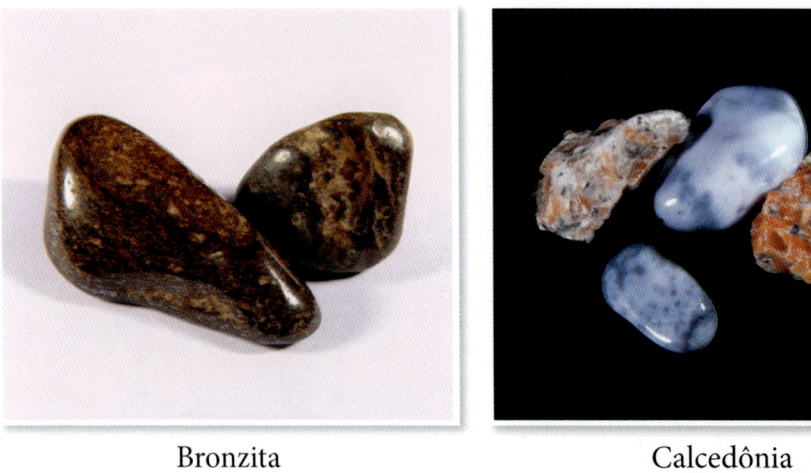

Bronzita

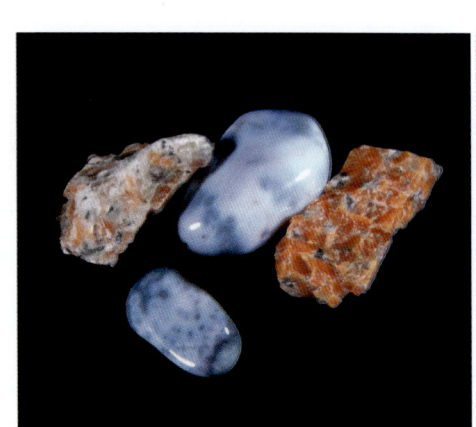

Calcedônia

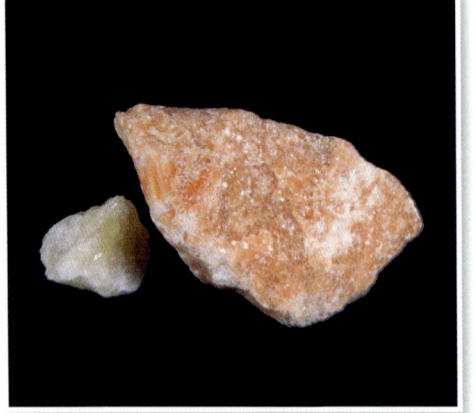

Calcita Laranja

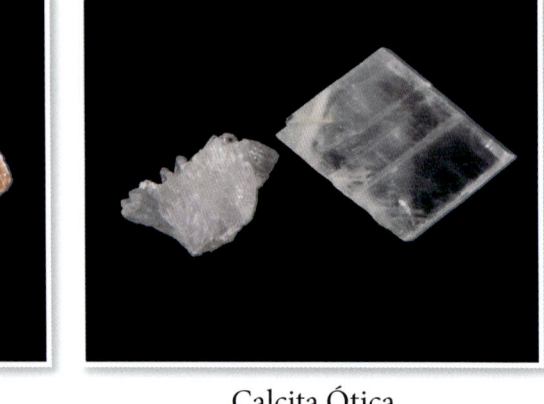

Calcita Ótica

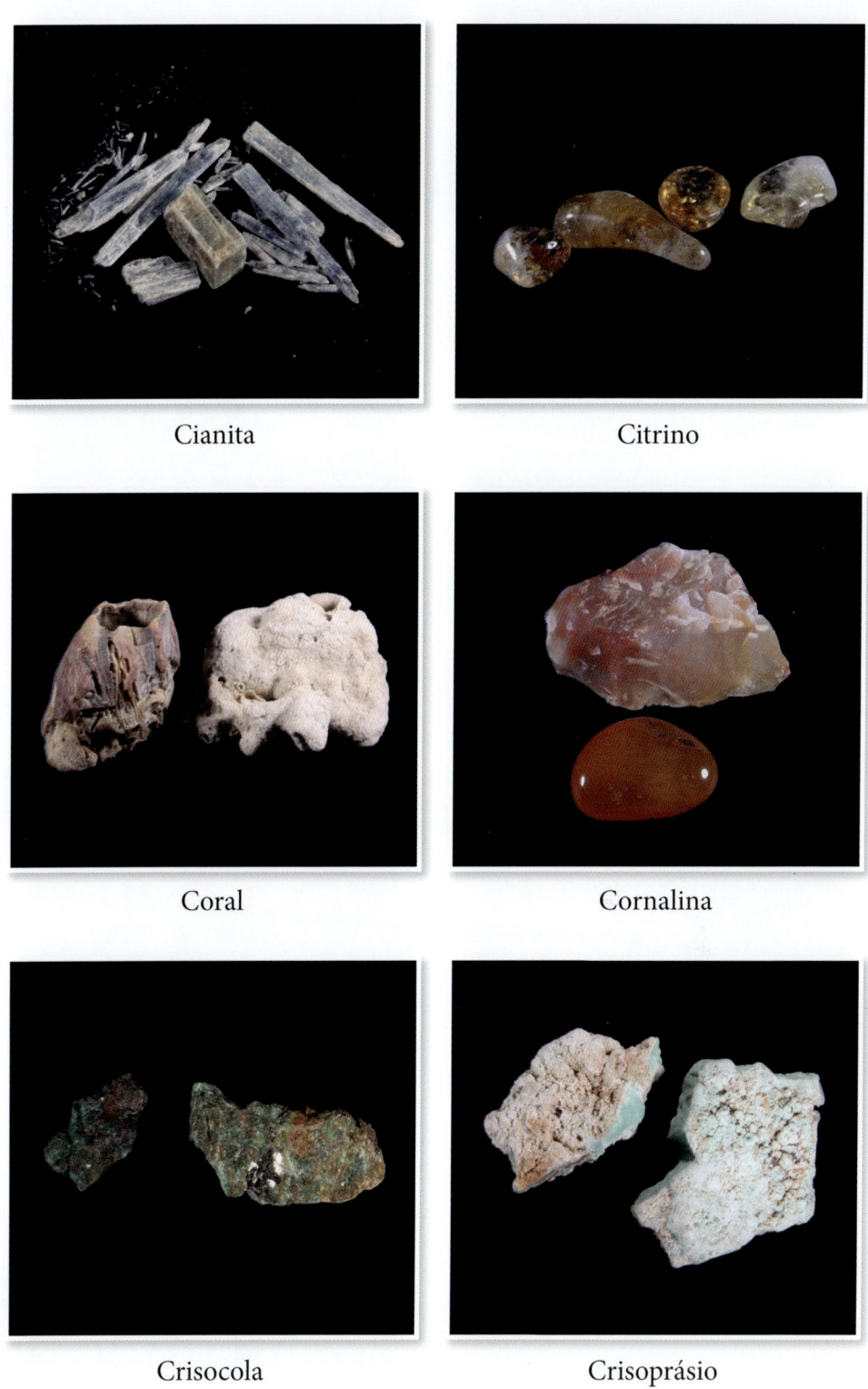

Cianita

Citrino

Coral

Cornalina

Crisocola

Crisoprásio

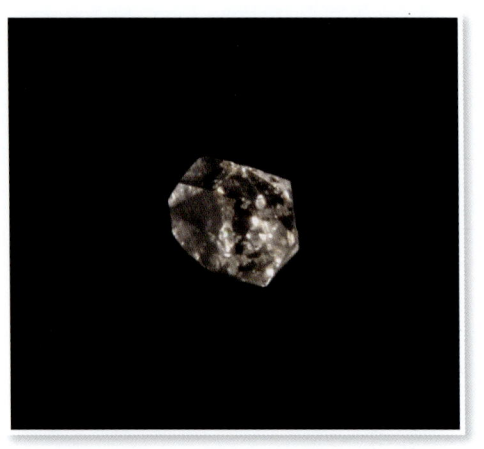

Diamante Herkimer

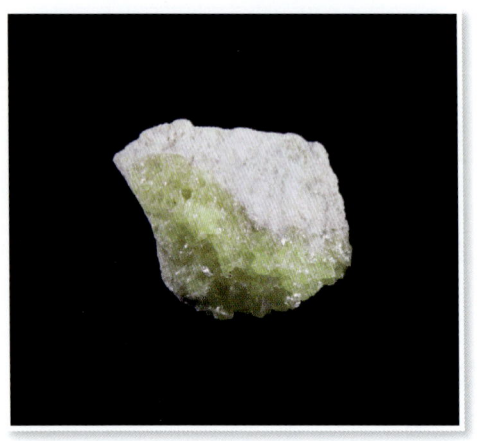

Dolomita

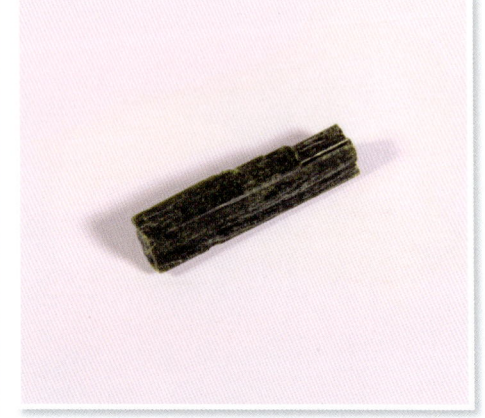

Enxofre

Epídoto

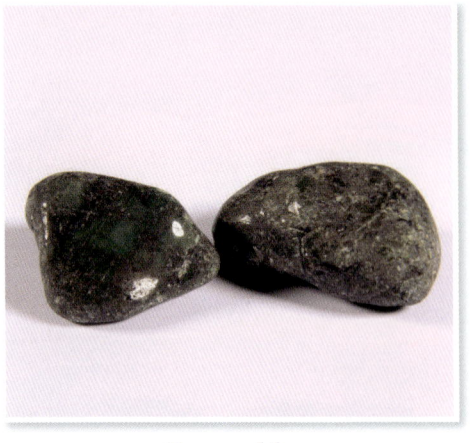

Esmeralda

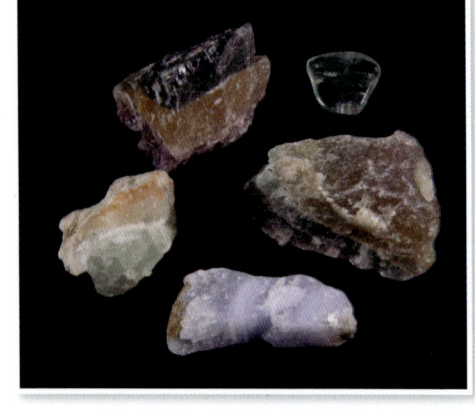

Fluorita

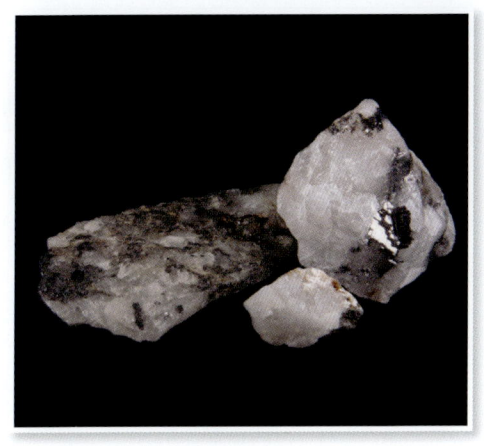

Galena

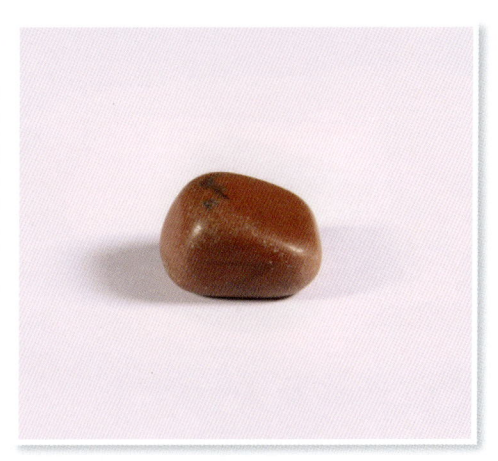

Goldstone

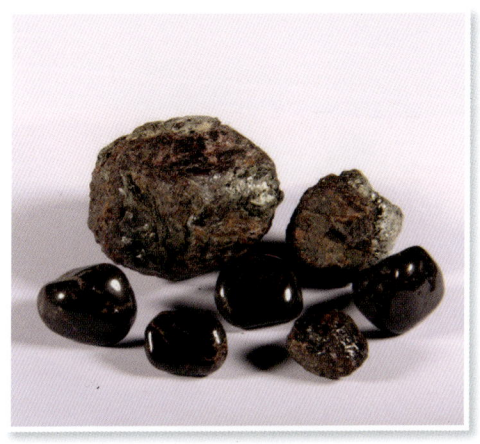

Granada

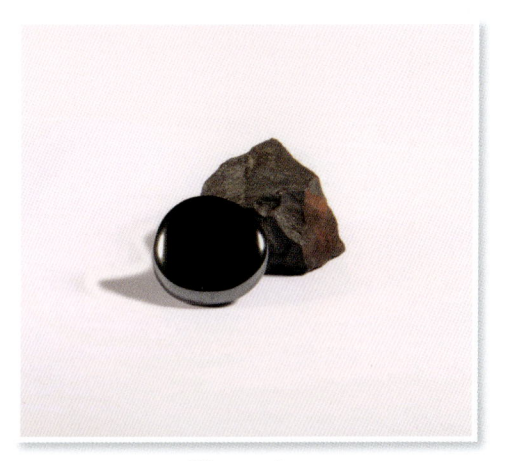

Hematita

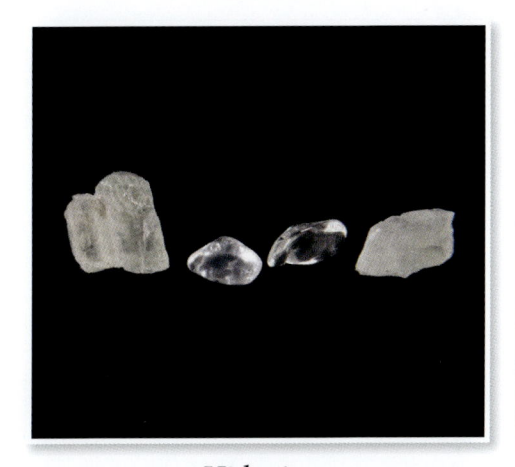

Hidenita

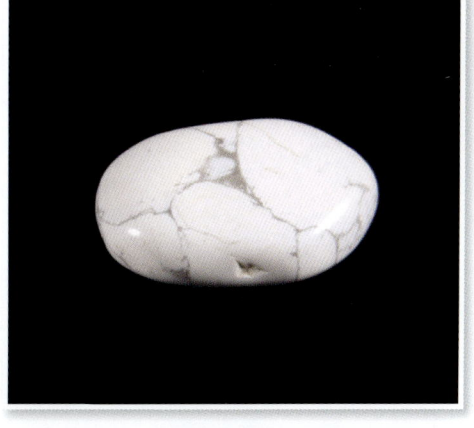

Howlita

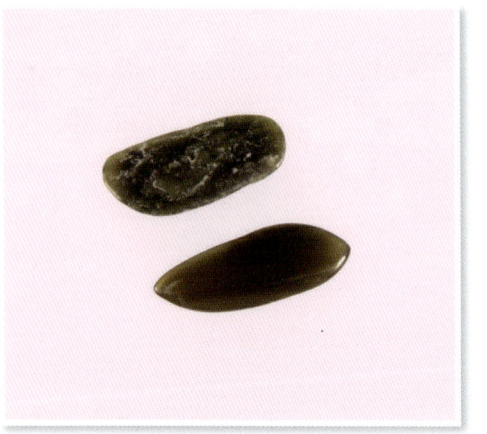

Jade Africano

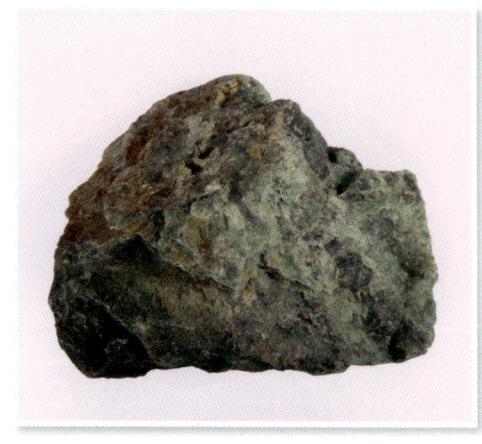

Jade

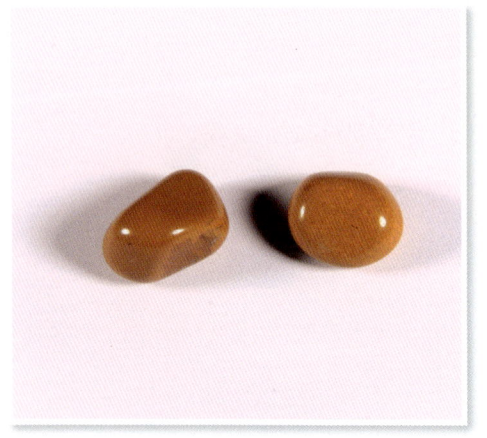

Jaspe Amarelo

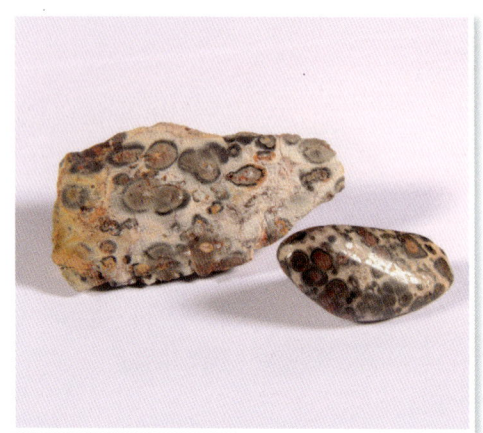

Jaspe Leopardo

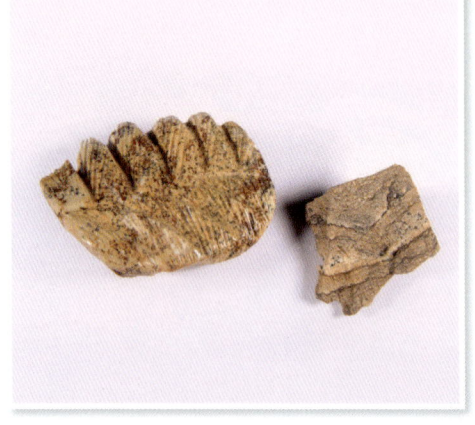

Jaspe Picture

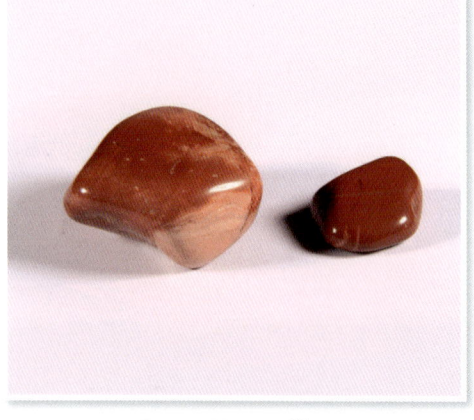

Jaspe Vermelho

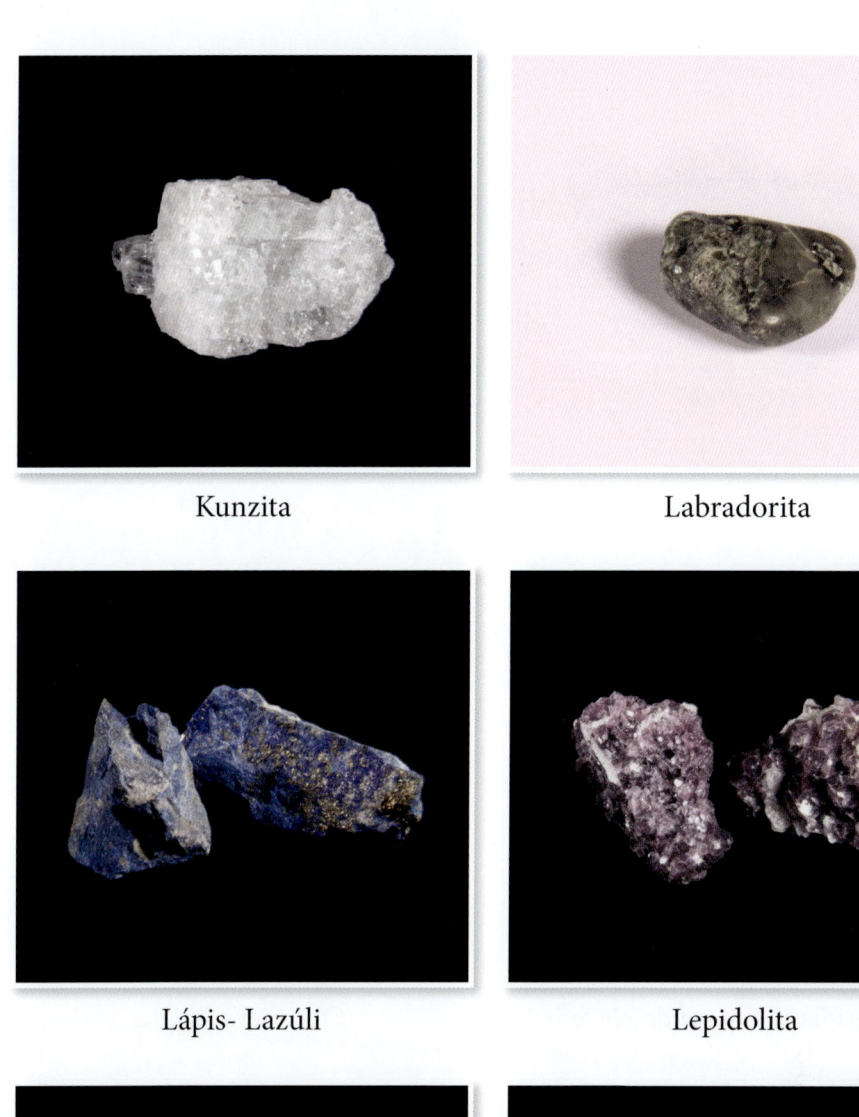

Kunzita

Labradorita

Lápis- Lazúli

Lepidolita

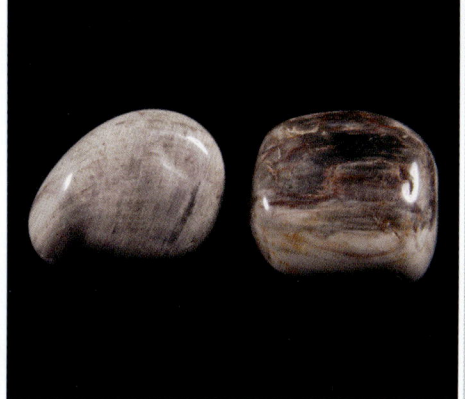

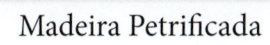

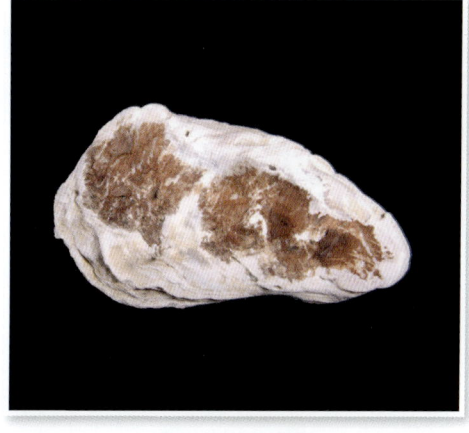

Madeira Petrificada

Madrepérola

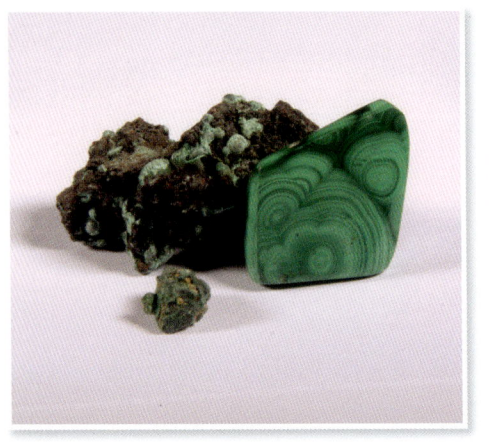

Malaquita

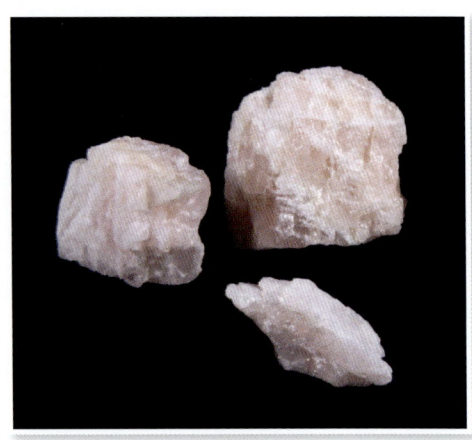

Morganita

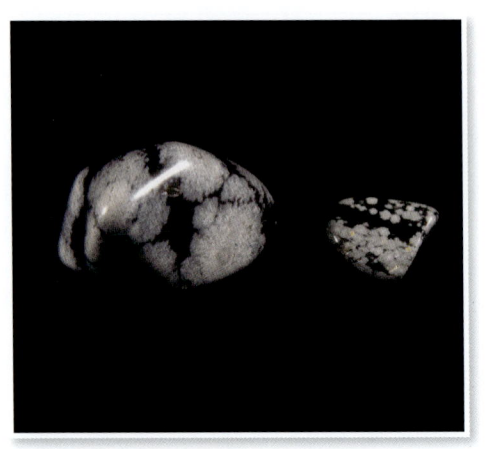

Obsidiana Flocos de Neve

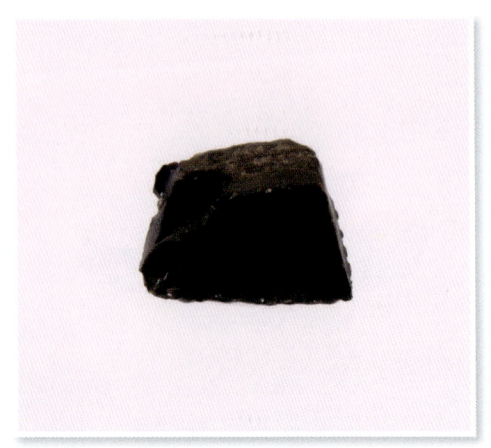

Obsidiana Negra

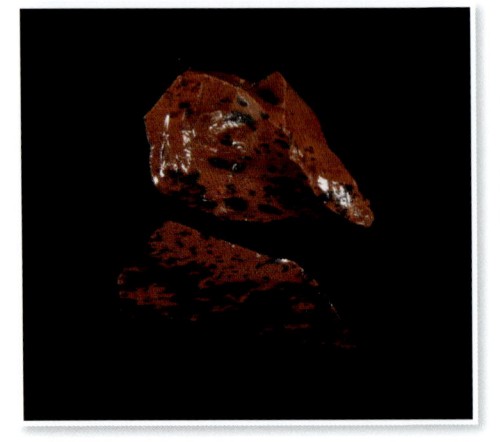

Obsidiana Tigrada ou Mogno (Tigril)

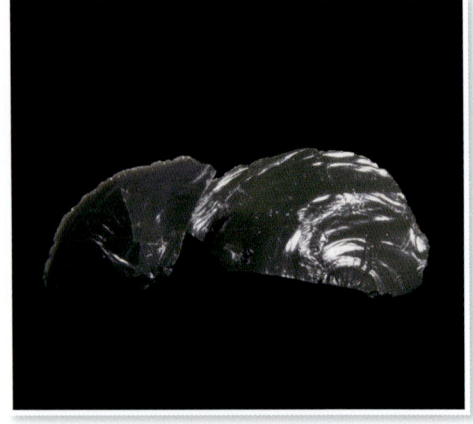

Obsidiana Verde

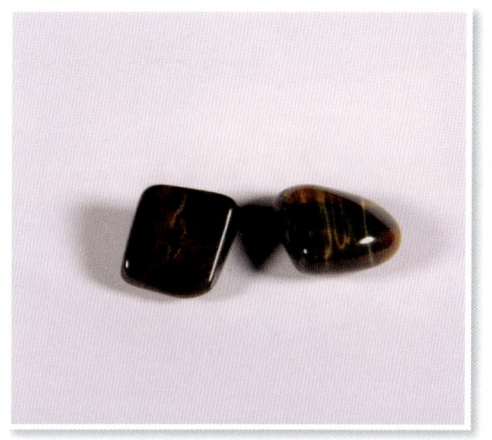

Olho de falcão

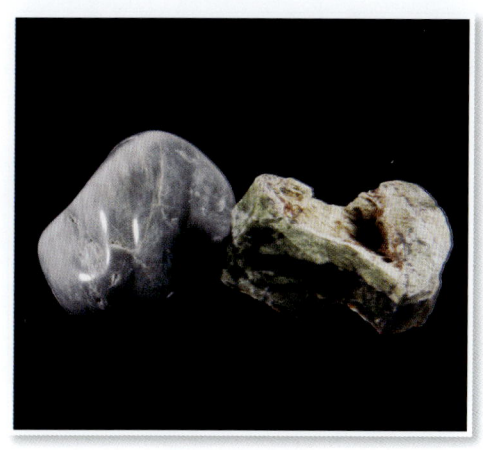

Olho de gato

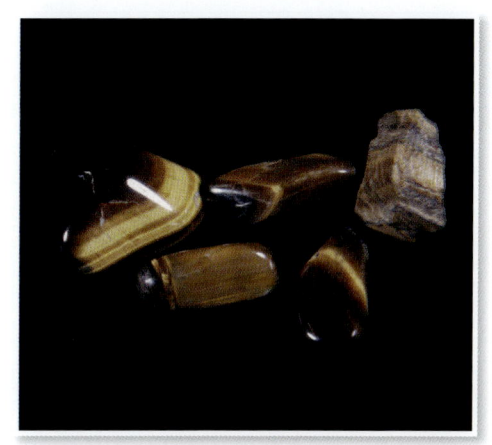

Olho de tigre

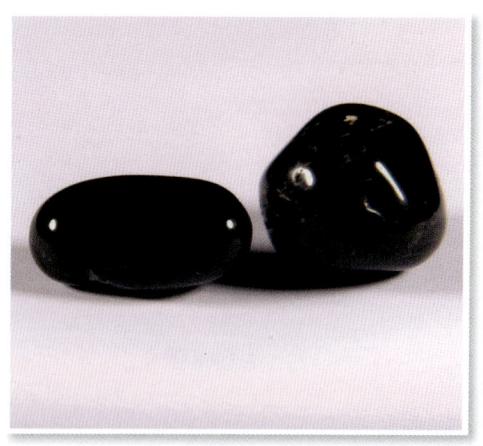

Ônix

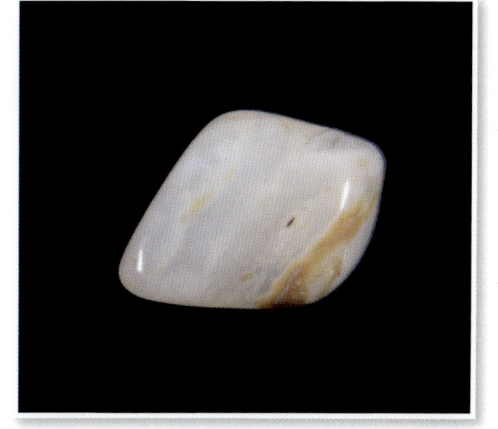

Opala

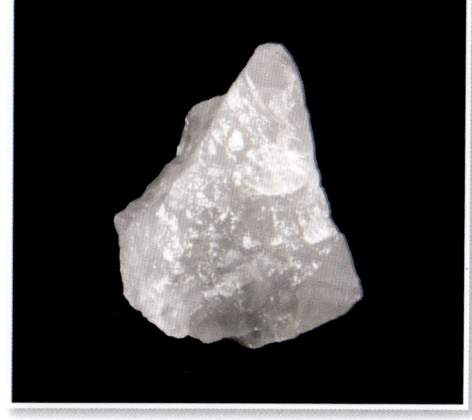

Pedra da Lua

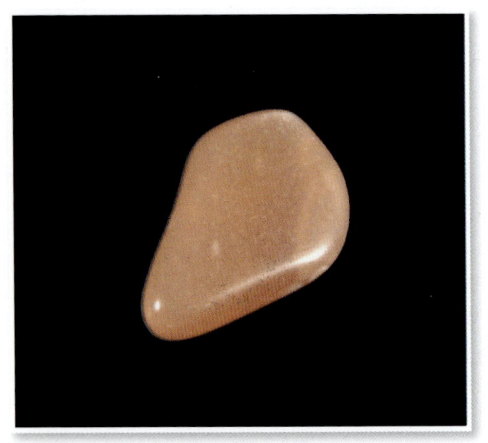

Pedra do Sol

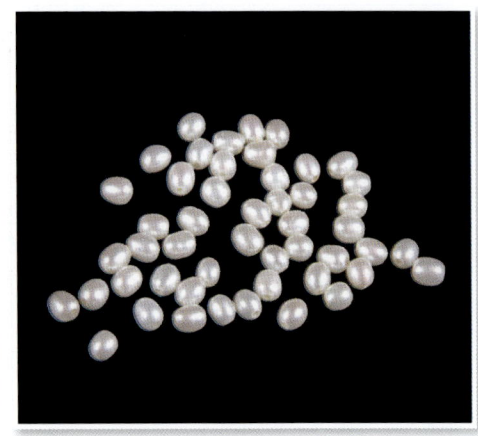

Pérola

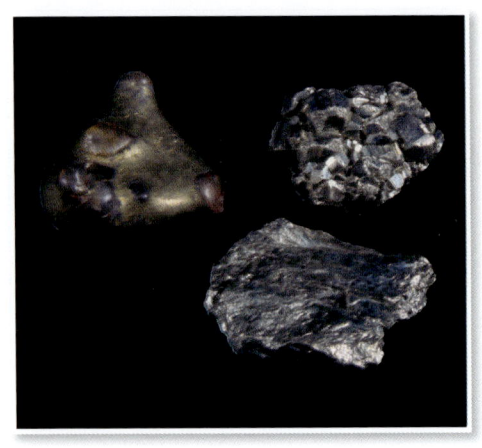

Pirita

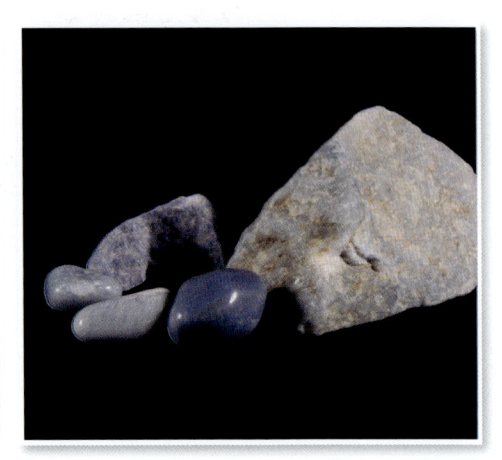

Quartzo Azul

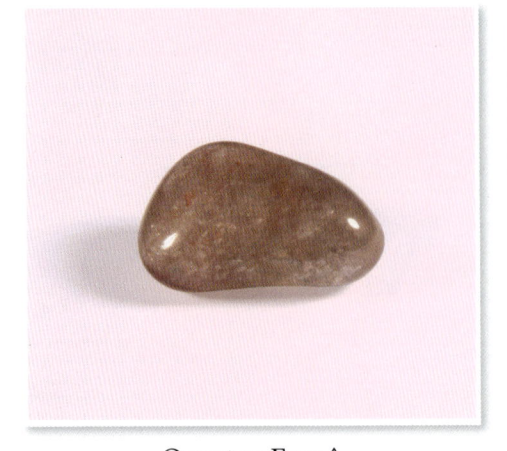

Quartzo Fumê

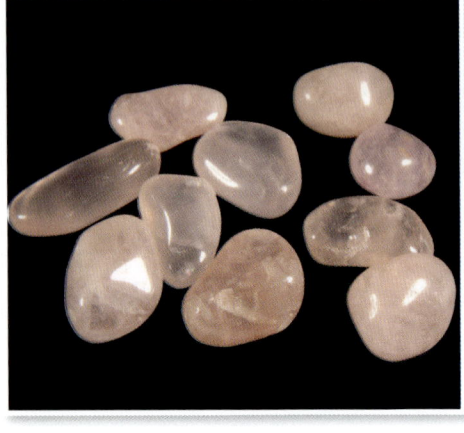

Quartzo Rosa

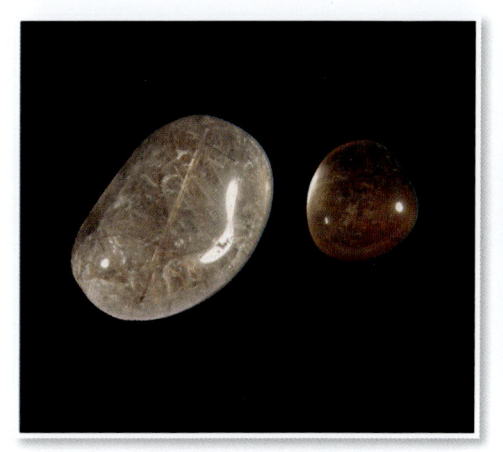

Quartzo Rutilado

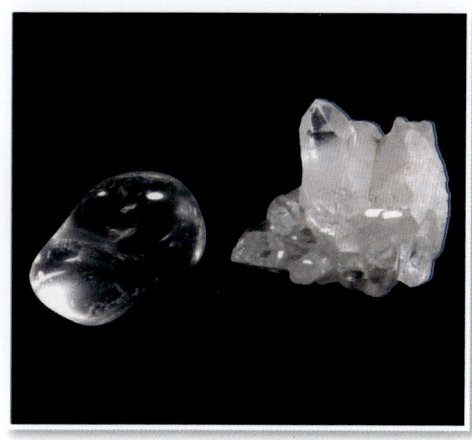

Quartzo Transparente

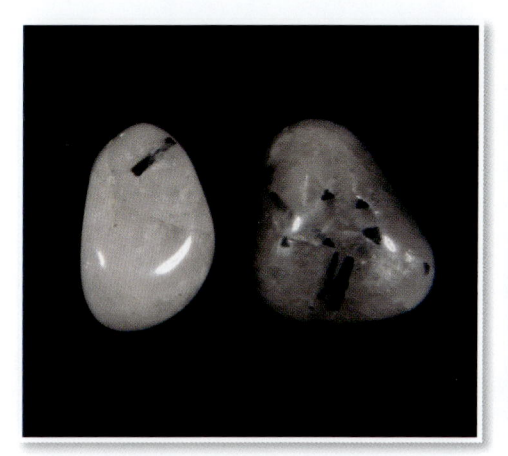

Quartzo Turmalinado

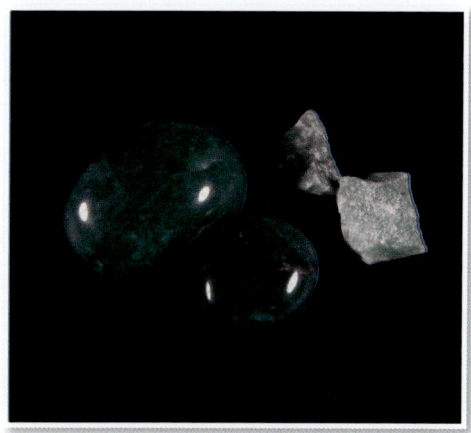

Quartzo Verde

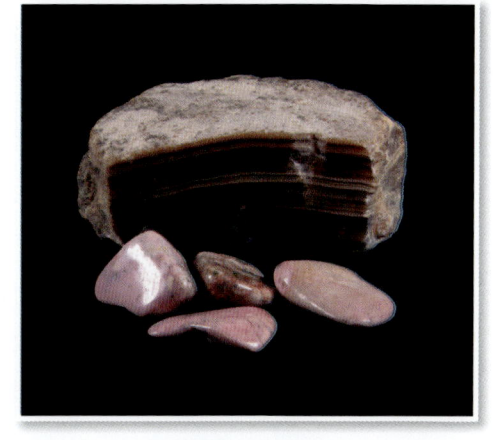

Rodocrosita

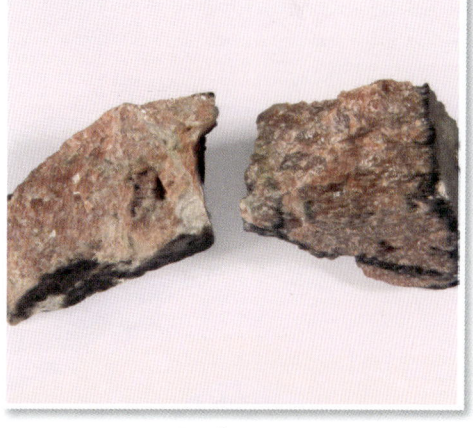

Rodonita

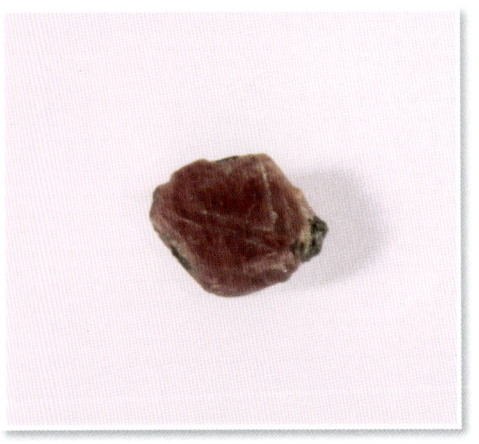

Rubi

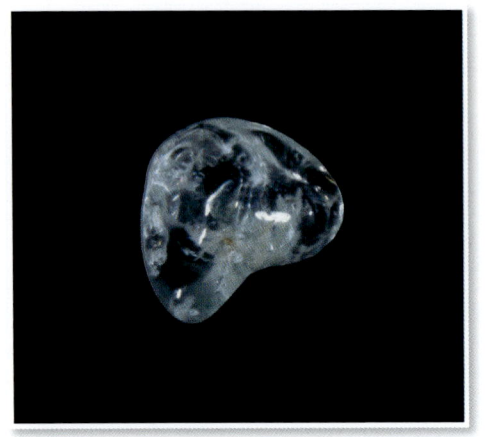

Sodalita

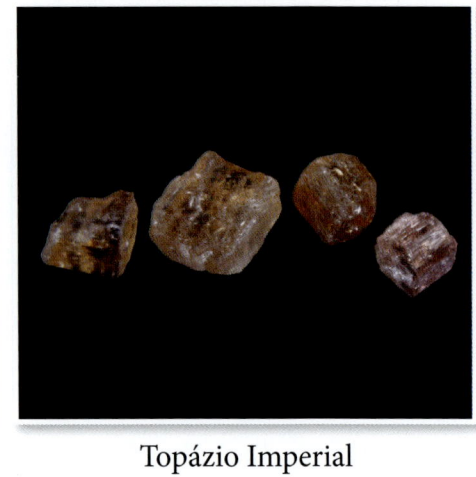

Topázio Azul

Topázio Imperial

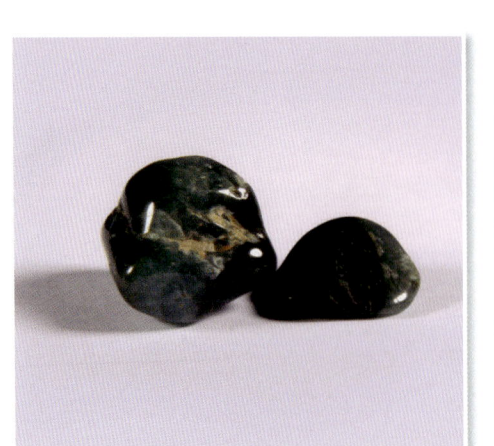

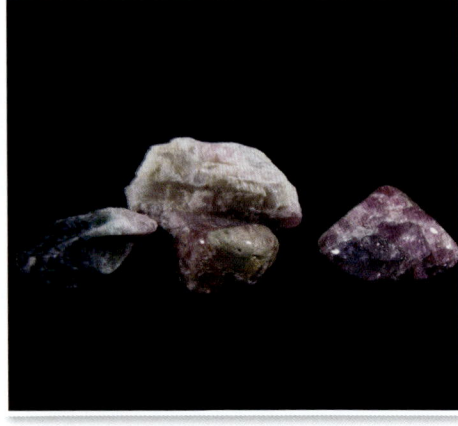

Turmalina Azul

Turmalina Melancia

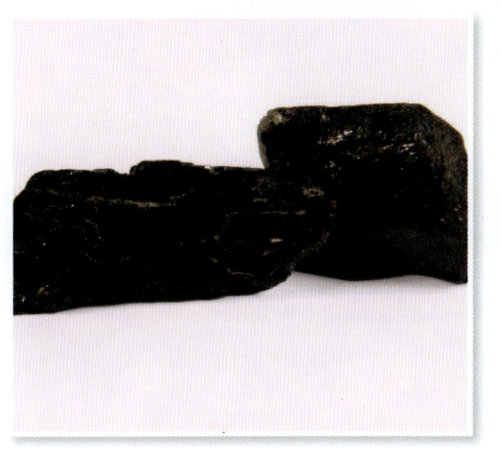

Turmalina Negra

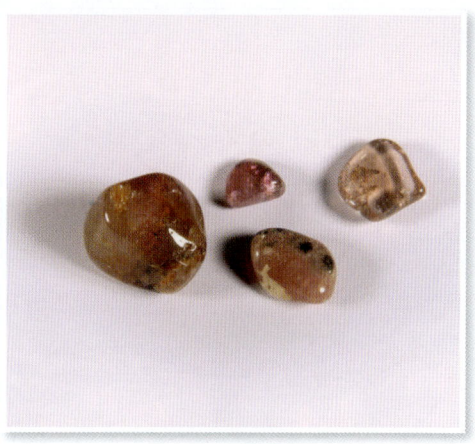

Turmalina Rosa

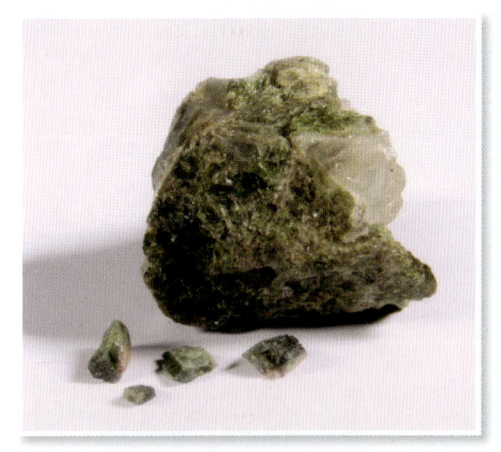

Turmalina Verde

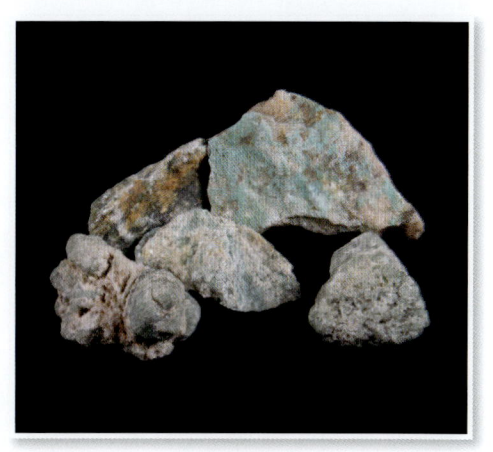

Turquesa

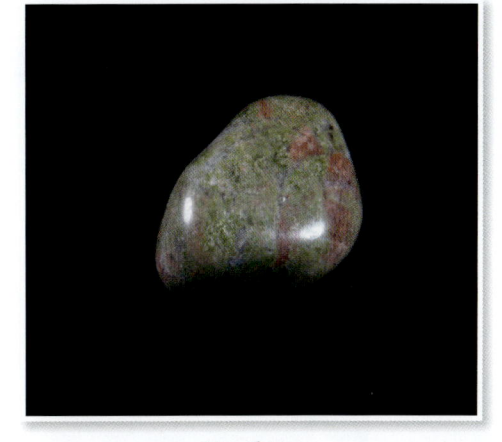

Unakita

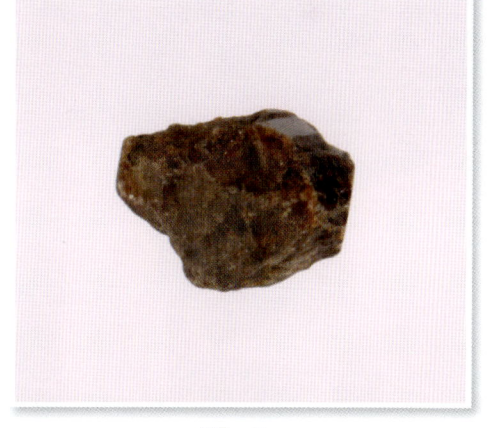

Zircão

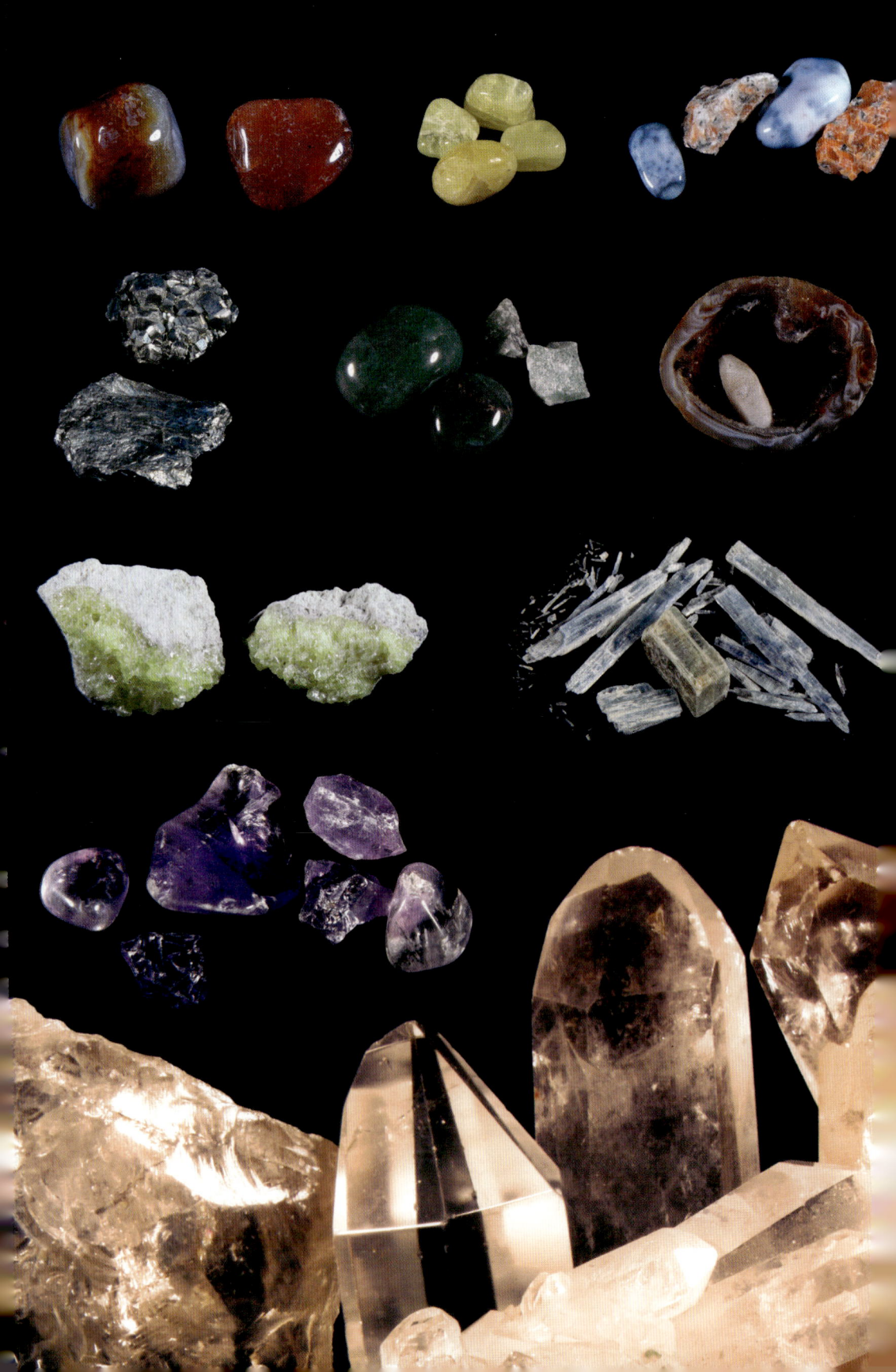

Opala

Apresentada em várias cores diferentes, a opala mais conhecida e citada é a branca, leitosa e translúcida, através da qual podemos observar brilhos irisados que provêm das bolinhas de água contidas em sua composição na cristalização.

GRUPO: quartzo.

DUREZA: 5,5-6,5.

COMPOSIÇÃO QUÍMICA: óxido de silício.

PODE SER ENCONTRADA: no Brasil, na Austrália, na Turquia, na Ucrânia e nos Estados Unidos.

CURA FÍSICA: combate problemas pulmonares; fortalece a capacidade de assimilação de proteínas; auxilia na reconstrução dos glóbulos sanguíneos; ameniza a epilepsia, as varizes, as rugas e os eczemas; ajuda nos problemas de fígado, estômago, vesícula, glândulas pineal, pituitária e timo; equilibra os hemisférios cerebrais e cura problemas visuais.

CURA EMOCIONAL: combate o autismo, a dislexia, depressões e problemas psíquicos e é muito usada para projeção astral e previsões intuitivas. Todas as opalas trabalham com fluxo e movimento, polaridades e mudanças.

Pedra da lua

A pedra da lua é encontrada nas cores azul, branca, rosa e alaranjada. Está ligada à Lua e suas influências na Terra. Os antigos combinavam a pedra da lua com as fases da Lua: para crescimento (lua crescente), renovação (lua nova), abundância (lua cheia), neutralização (lua minguante).

GRUPO: feldspato.

DUREZA: 6-6,5.

COMPOSIÇÃO QUÍMICA: silicato de alumínio e potássio.

PODE SER ENCONTRADA: no Brasil, em Madagascar, na Índia e nos Estados Unidos.

CURA FÍSICA: problemas nos ovários, com fertilidade, com as mamas, menstruais, hormonais e climatério; tumores, pele, rejuvenescimento, glândula pineal, prevenção e tratamento do câncer.

CURA EMOCIONAL: afetividade, alegria de viver, juventude, feminilidade, receptividade, intuição e equilíbrio da alma.

Pedra do sol

A pedra do sol é um tipo de quartzo leitoso e translúcido com nuanças alaranjadas. Os antigos acreditavam que ela protegia a Terra contra os males.

GRUPO: plágio.

DUREZA: 6-6,5.

COMPOSIÇÃO QUÍMICA: sódio, cálcio, alumínio, sílica, ferro, enxofre, cromo e selênio.

PODE SER ENCONTRADA: no Canadá, na Índia, na Noruega, na Rússia, na África do Sul e nos Estados Unidos.

FÍSICO: atua no coração, no estômago, na digestão, no combate a pressão alta, na insônia, na retenção hídrica e na impotência.

CURA FÍSICA: traz vontade de viver e energia sexual; fortalece a alma; combate a depressão e a melancolia. Sua energia é masculina trazendo coragem e proteção.

Pérola

A pérola é uma matéria orgânica, sua extração exige o sacrifício da ostra. Os antigos achavam que as pérolas traziam má sorte.

No Egito, as pérolas eram dedicadas a Isis, deusa cultuada como modelo de mãe e esposa ideal. Os vikings acreditavam que as pérolas eram lágrimas de Freya, deusa nórdica do amor, da beleza e da atração. Porém, as pérolas estão mais evidenciadas e ligadas ao pensamento chinês, que acreditava que elas caíam do céu.

Pérolas "adoram" as energias da água do mar. Sempre que puder, traga uma garrafa com água do mar para energizar as suas (com muito cuidado para que a água do mar não prejudique os outros materiais que fazem parte das joias).

GRUPO: matéria orgânica.

DUREZA: 2,5 – 4,5.

COMPOSIÇÃO QUÍMICA: cálcio.

PODE SER ENCONTRADA: na China e no Japão.

CURA FÍSICA: estimula anticorpos; combate a infecção, dores de cabeça, hipertensão, exaustão e câncer.

CURA EMOCIONAL: estabilidade emocional, paz e inocência. Energia feminina, traz proteção, saúde e riqueza.

Atenção: as pérolas são absorventes por natureza e não reciclam as energias de imediato. Portanto, se você estiver em uma fase negativa, elas absorverão esta energia até serem expostas a outro tipo de energia. Aconselhamos colocá-las ao sol quando isso acontecer.

Pirita

A pirita é considerada por muitos autores como metal, pois é composta quase totalmente de metais. É também conhecida como "ouro de tolo", "marcassita" e "pedra de fogo" (que é o significado do seu nome em grego) pelo fato de soltar faíscas quando esfregada em outra pirita. Ela atrai riqueza, prosperidade, proteção e sorte.

GRUPO: sulfeto, que são compostos de enxofre e metais.

DUREZA: 6-6,5.

COMPOSIÇÃO QUÍMICA: ferro, níquel, cobre, zinco, ouro, prata, arsênio, antimônio e titânio.

PODE SER ENCONTRADA: no Brasil, no México, na Espanha, no Peru e nos Estados Unidos.

CURA FÍSICA: equilibra o sangue, a beleza e os órgãos; favorece a produção de enzimas; ajuda os sistemas digestivo e intestinal; estimula a comunicação entre os hemisférios cerebrais e atua na flora intestinal, na pele e nos pulmões.

CURA EMOCIONAL: combate a depressão, doenças psicossomáticas e medos; estimula a inteligência, a lógica, a percepção, a análise e a criatividade.

Atenção: a maioria dos gemoterapeutas não utiliza os metais em elixires, águas e almas, porque estes, em contato com líquidos, podem gerar odor e sabor, bem como liberar substâncias que podem causar algum tipo de alergia.

Quartzo

Kristallos em grego significa gelo. Os povos antigos acreditavam que o quartzo-transparente era "gelo petrificado". Popularmente chamado de cristal, o quartzo-transparente é o mais conhecido em todas as culturas. É considerado um cristal "coringa", pois atua em todos os chacras. Sua energia é ampla, inesgotável e atua na cura de todos os bloqueios físicos e emocionais. Na sequência veja um resumo das propriedades dos tipos de quartzo mais usados na gemoterapia.

Grupo: quartzo.

Dureza: 6-6,5; 7; 7-7,5.

Composição química: dióxido de silicônio, sílica, magnésio, borato, sódio, titânio, cobre, ouro, manganês, ferro alumínio, cálcio e cromo.

Pode ser encontrado: no Brasil, na Índia, na China, na Austrália, na Áustria, na Noruega, em Madagascar, nos Alpes Suíços, na Itália e nos Estados Unidos.

Cura física: dores de cabeça, nas costas, nas juntas e nos olhos; atua nos cabelos, na pele e nas unhas; estimula os hormônios; protege os ossos, os pulmões e a circulação; equilibra a pressão sanguínea e as células e é excelente para limpeza e prevenção do organismo.

Cura emocional: relaxamento, intuição, limpeza, equilíbrio e energização dos chacras; clareza, sabedoria e luz em todos os sentidos. São muito utilizados para cura, purificação, limpeza física, emocional e espiritual, iluminação, transformação, clareza mental e intuição. Neutralizam radiações.

Quartzo-azul

Conhecido como o quartzo da comunicação.

CURA FÍSICA: trabalha com o chacra laríngeo e favorece esta região em todos os sentidos: cordas vocais, laringe, nuca, voz. Ajuda a purificar a corrente sanguínea e reforça a imunidade.

CURA EMOCIONAL: traz serenidade, esperança, comunicação e expressão; neutraliza traumas; acalma e fortalece a criatividade.

Quartzo-fumê

Conhecido como um cristal dos montes. Muitos povos o consideravam como pedra do luto por proporcionar ânimo e vontade de viver. Os árabes o tinham como a pedra da fidelidade, que mudava de coloração diante das dificuldades e dos perigos. Era também considerado como o cristal da fecundidade.

CURA FÍSICA: combate e previne males dos ossos, dos músculos e dos órgãos internos como o coração e o estômago; é regenerador; favorece os rins; estimula a sexualidade e atua nos órgãos sexuais.

CURA EMOCIONAL: traz vontade de viver; limpa a aura; favorece a concentração; combate sentimentos e sensações negativas; traz coragem para enfrentar os desafios.

Quartzo-rosa

É considerado o "cristal do amor".

CURA FÍSICA: por ser o cristal do chacra cardíaco, trabalha com o coração, com o sangue e os vasos sanguíneos, a circulação e o peito; atua nos órgãos femininos como o útero e os ovários, nos órgãos sexuais e na pele; traz vitalidade, fertilidade e beleza.

CURA EMOCIONAL: propicia amor, amizade, compreensão, bem-estar, elevação de sentimento, felicidade, desejos sexuais, autoaceitação e delicadeza.

Quartzo-rutilado

Protege e estimula o raciocínio, a verdade, o poder de decisão e a realização de desejos. Pedra da verdade e da proteção.

CURA FÍSICA: atua nos pulmões, na respiração, nas células nervosas, nos cabelos, na regeneração de tecidos e fortalece o sistema imunológico.

CURA EMOCIONAL: propicia coragem, determinação e felicidade. Atua positivamente na carreira e nos negócios..

Quartzo-turmalinado

Amplia e equilibra a ação da turmalina. Os chineses acreditavam que ele harmonizava o yin e o yang do usuário e aumentava a resistência em momentos difíceis.

CURA FÍSICA: auxilia nas dores ciáticas, das pernas e dos braços, nos tratamentos de pele, coração e cabeça e na retenção hídrica.

CURA EMOCIONAL: combate irradiações elétricas e magia negra; traz segurança, domínio e compreensão.

Quartzo-verde

Considerado "o quartzo da saúde", pois, além de propiciar saúde e cura, fortalece o timo.

CURA FÍSICA: estimula os tecidos musculares e neurológicos; atua positivamente na pele, no coração, nas unhas, nas células nervosas e no combate a queda de cabelos, além de fortalecer o timo, como já falado.

CURA EMOCIONAL: traz sensação de bem-estar e confiança diante da vida e combate reações psicossomáticas.

Rodocrosita

Como o quartzo-rosa, a rodocrosita é considerada "a pedra do amor" e tem um forte efeito para cura, pois possui vibrações de alta frequência.

GRUPO: quartzo.

DUREZA: 7.

COMPOSIÇÃO QUÍMICA: manganês.

PODE SER ENCONTRADA: na Argentina, na Romênia e nos Estados Unidos.

CURA FÍSICA: forte atuação sobre o aparelho digestivo, baço e pâncreas; trabalha na cura do diabetes; fortalece o coração, os rins e a pele; previne todos os tipos de inflamações e problemas cutâneos.

CURA EMOCIONAL: traz amor, autoestima e satisfação; combate a depressão, o medo e problemas psíquicos.

Rodonita

A rodonita é uma gema que neutraliza e estabiliza energias, perigos e confusões. Também é muito usada por músicos e vocalistas, porque traz sucesso e descontração.

DUREZA: 5,5-6.

COMPOSIÇÃO QUÍMICA: manganês, cálcio, sílica, enxofre, zinco, ferro e fósforo.

PODE SER ENCONTRADA: na Austrália, no México, na China e na África do Sul.

CURA FÍSICA: protege os pulmões, as vias respiratórias, os ossos e o sistema nervoso. Combate inflamações, amidalite e artrite e estimula a audição.

CURA EMOCIONAL: propicia sucesso, boa carreira, descontração, recomeços, aceitação e generosidade; ajuda a solucionar conflitos, aprendizagem e coragem; é usada para limpeza e proteção; estabiliza as energias e protege os centros psíquicos.

Rubi

O rubi é a pedra da felicidade e do sucesso nos negócios.

GRUPO: coríndon.

DUREZA: 9.

COMPOSIÇÃO QUÍMICA: óxido de alumínio.

PODE SER ENCONTRADA: no Sri Lanka, na Índia, em Burma e no Brasil.

CURA FÍSICA: atua no sangue, nos vasos sanguíneos, no coração, na obesidade e no climatério.

CURA EMOCIONAL: exerce influência no amor e na fidelidade; protege contra a inveja e intrigas; atua no poder de decisão, na habilidade para negócios, na autoestima e na liderança e atrai justiça.

Sodalita

Considerada como pedra da intuição, da proteção, da cura, da inspiração e da sabedoria, a sodalita recebeu esse nome devido à grande concentração de sal em sua composição (grego: *soda* = sal; *lítio* = pedra).

GRUPO: pertence à classe dos silicatos.

DUREZA: 5-6.

COMPOSIÇÃO QUÍMICA: enxofre, alumínio, cobalto, sílica, cálcio, zinco e manganês.

PODE SER ENCONTRADA: na África, nos Estados Unidos, na Índia e no Brasil.

CURA FÍSICA: fortalece o corpo, o metabolismo, o sistema linfático e celular e evita infecções e inflamações.

CURA EMOCIONAL: auxilia na inspiração e no aprendizado; libera temores e sensação de culpa; promove a intuição, a lógica, o amadurecimento e o desenvolvimento; ajuda na estabilidade e na melhora dos objetivos na vida.

Topázio

A palavra Topázio vem do grego *topazos* que significa buscar. O Topázio é um silicato fluorado de alumínio cristalizado.

GRUPO: topázio.

DUREZA: 8.

COMPOSIÇÃO QUÍMICA: alumínio, cromo, flúor, ferro, sílica, titânio e zinco.

PODE SER ENCONTRADO: nos Estados Unidos, no Paquistão, no Sri Lanka, no Japão, em Madagascar, na Austrália, no México e no Brasil.

CURA FÍSICA: combate o desânimo e a desmotivação; tem poder de cura e de união.

CURA EMOCIONAL: afasta energias negativas; aumenta o poder de intuição e traz boa sorte.

Topázio-azul

Os antigos acreditavam que o topázio-azul tinha as forças celestes e terrestres. Na chuva, ficava eletrizado com a força dos raios, unindo o céu e a terra.

CURA FÍSICA: atua no pescoço, na pele, nos pulmões, nas cordas vocais e nas veias.

CURA EMOCIONAL: propicia inspiração, clareza e autovalorização e traz sucesso para pintores, músicos e atores.

Topázio-imperial

De cor amarela, os povos antigos acreditavam que essa gema trazia ao seu portador luz para a escuridão, otimismo, proteção e alegria de viver.

CURA FÍSICA: auxilia na pressão baixa, nas doenças do coração, do fígado e dos rins; ativa o sistema imunológico e protege contra doenças.

CURA EMOCIONAL: combate a insônia, o sonambulismo, o esgotamento e a depressão; propicia alegria, humor, relaxamento, calma e luz e protege contra magia negra e inveja.

Turmalina

Devido à sua composição, a turmalina é uma pedra que polariza (imanta) através de aquecimento ou fricção. Ela apresenta uma grande variedade de cores que veremos na sequência.

GRUPO: turmalina.

DUREZA: 7-7,5.

COMPOSIÇÃO QUÍMICA: alumínio, borato, sílica, ferro, sódio e magnésio.

PODE SER ENCONTRADA: no Sri Lanka, na Namíbia, na Suécia, no Ural, nos Estados Unidos e no Brasil.

CURA FÍSICA: traz benefícios à saúde; é purificadora de ambientes e de pensamentos e é utilizada para tratamento de transtornos psicológicos.

CURA EMOCIONAL: induz à verdade; traz proteção no campo energético e equilíbrio emocional.

Turmalina-azul

É a pedra dos pulmões e do oxigênio.

Cura física: atua nos pulmões, na respiração, na audição, no cérebro e no sistema nervoso.

Cura emocional: previne perturbações da mente; traz independência e autoconfiança.

Turmalina-melancia

Tem propriedades liberadoras e combate a exaustão.

Cura física: atua no coração, na circulação sanguínea, nos dentes, na pulsação e na digestão.

Cura emocional: dissolve mágoas, culpa, melancolia, solidão e traz alegria de viver.

Turmalina-negra

Pedra de proteção, segurança, perseverança, resistência e confiança; protege de toda energia negativa e da magia negra.

Cura física: remove radiações negativas; fortalece a musculatura; combate dores nos ossos e nas juntas.

Cura emocional: protege da influência de energias negativas; combate a inveja, o ciúme, a cobiça e a magia negra.

Turmalina-rosa

Atrai a verdade, a parceria e o amor.

Cura física: atua na circulação sanguínea, nos intestinos, nas hemorroidas, na pele, nos órgãos sexuais e no rejuvenescimento.

Cura emocional: combate a depressão e doenças psicossomáticas; promove a autovalorização e a livre expressão.

Turmalina-verde

É calmante e repousante e age positivamente nas doenças psicossomáticas.

Cura física: atua no coração, no fígado, nos rins, nas doenças infecciosas, em febres, gripes e arteriosclerose, nos nervos e no acúmulo de gorduras.

Cura emocional: combate a depressão; atua no sistema nervoso; resolve conflitos; ajuda no rejuvenescimento e no alcance de metas.

Turquesa

O nome turquesa significa "pedra turça" e consta como originária da Pérsia e do Egito. Os índios a consideravam uma pedra santa, que protegia contra maus espíritos; os turcos a usavam para trazer sorte, outros para proteger os mortos.

Grupo: apatita.

Dureza: 5-6.

Composição química: fosfato de alumínio e cobre.

Pode ser encontrada: na China, nos Estados Unidos, no México, no Tibete, em Burma e na Rússia.

Cura física: combate doenças da garganta, pulmões, vias respiratórias, rejuvenescimento, gula, impotência, estresse e dores de cabeça.

Cura emocional: estimula a comunicação oral e escrita e o sucesso comercial; protege contra acidentes; combate depressão e melancolia; traz beleza, amor, dinheiro, força e felicidade.

Unakita

Essa gema é um conjunto dos cristais: epídoto, feldspato-rosa e quartzo, e é muito usada para cura.

Grupo: epídoto.

Dureza: 6-7.

Composição química: cálcio, alumínio, ferro, sílica, cromo e enxofre.

Pode ser encontrada: na África do Sul, no México, na China e no Brasil.

Cura física: ajuda na gravidez, evitando espasmos no ventre; atua nos órgãos sexuais, no baço, no coração e no sistema reprodutor.

Cura emocional: auxilia no equilíbrio, na alegria de viver e na harmonia corporal; propicia sensibilidade, paciência e habilidade de cuidar da própria vida; estimula o ato sexual; combate doenças psicossomáticas e harmoniza o chacra cardíaco.

Zircão

Encontrada em diversas cores, o zircão é considerado como irmão do diamante. Acreditava-se que essa pedra possuía poderes mágicos.

Grupo: nesossilicatos.

Dureza: 6-7.

Composição química: silicato de zircônio.

Pode ser encontrada: na Austrália e no Brasil.

Cura física: auxilia na digestão, nos cuidados com o coração, na pressão alta, nas alergias, em crises de asmas, nos brônquios, no fígado, em febres, na gota e em dores de cabeça.

Cura emocional: estimula sexualmente; aumenta a autoconfiança; promove todos os tipos de união. Cura o corpo e a alma.

3

OS METAIS MAIS USADOS NA GEMOTERAPIA

Como os cristais, os metais também possuem, emitem e conduzem energia. Os metais são maravilhosos para potencializar e reciclar as energias dos cristais e são usados para curas em ambientes, programações e para intensificar a energia dos cristais pessoais e das joias.

Aço

O aço é uma liga metálica de ferro, carbono e outros metais. Possui energia emissora e condutora. Sua descoberta é relativamente nova em comparação a muitos metais e cristais que são utilizados em terapias alternativas. No entanto, já foram descobertos atributos interessantes sobre ele. Sua energia é curativa, protetora e muito usada na prevenção do reumatismo. Hoje encontramos nas joalherias anéis, pulseiras e braceletes confeccionados em aço para esse fim.

Alumínio

O alumínio possui energia emissora e é muito usado na emissão de vibrações em tratamentos a distância, como também em visualizações de desejos e para proteção. Na fitoterapia, panelas de alumínio são evitadas no preparo de chás e banhos porque sua energia interfere e corta o efeito sutil das ervas.

Bronze

O bronze foi muito usado para substituir o ouro na magia. Sua energia promove a cura, a proteção e atrai dinheiro.

Chumbo

Usado para proteção defensiva e para proteção de ambiente, o chumbo impede que a negatividade atinja o local ou a pessoa. É um metal muito nocivo se for absorvido pelo corpo, por isso não é mais utilizado na confecção de panelas, pratos e talheres.

Cobre

Um dos metais mais utilizados na gemoterapia, o cobre é considerado o "coringa" dos metais. Conhecido como condutor de eletricidade, ele é excelente para direcionar, conduzir e reciclar energias; protege contra radiações da terra e da água; é antirradioativo e excelente para cura de diversos bloqueios. O cobre sempre foi muito utilizado para atrair o amor e para proteger contra o mal, a negatividade e para atrair dinheiro.

Estanho

O estanho possui energia emissora, atrai sorte e dinheiro. Muito usado em decoração e talismãs.

Ferro

O ferro tem energia emissora, protege e ajuda a recuperar bens roubados. Sua energia intensifica a força física. Antigamente o ferro era muito usado na cura de doenças.

Magnetita

A magnetita possui dois polos: positivo e negativo. Com suas propriedades magnéticas, tem o poder da atração e da energização; limpa; dá força e coragem e representa a força e a invulnerabilidade. É popularmente chamada de "pedra ímã".

Mercúrio

O mercúrio é emissor e receptor e simboliza os quatro elementos; por ser denso e pesado, simboliza a Terra; por ser líquido, a Água; por se movimentar rapidamente, o Ar, e por ser venenoso e ter efeito devastador, o Fogo. Como o mercúrio corrói o ouro, acredita-se que ele atraia e traga fortuna a quem o possuir. Por esse motivo, ele é muito usado na confecção de amuletos para atrair fortuna, sorte e dinheiro. Por outro lado, é altamente tóxico e, portanto, praticamente proibido para terapia.

Ouro

O ouro simboliza poder, abundância, riqueza, dinheiro, sucesso e é impulsionador.

Sua energia também possui efeitos curativos, traz luz e amor.

Prata

Subproduto da mineração de chumbo, e frequentemente associada ao cobre, a prata é um dos metais que mais conduz corrente elétrica. Ela tem energia receptora feminina; protege; traz amor, paz e dinheiro.

4

CAMPOS DE ENERGIA

Toda matéria é formada por átomos, portanto, vibra e possui energia. Os cristais possuem um fluxo regular de energia eletromagnética devido à sua estrutura molecular, essa energia é absorvida e emitida pelo seu corpo de forma natural ou por meio de estímulos, que podem ser: calor do corpo humano; raios solares; contato com metais e/ou outros cristais e frequências de energias externas, como eletricidade ou frequências mentais.

Nosso corpo também emite energias, possui fluxos de energia eletromagnética e campos energéticos que são chamados corpos de energia ou campo bioeletromagnético do corpo.

Os campos de energia humana são:

CORPO FÍSICO: composto por esqueleto, músculos, pele, sentidos e sistemas.

CORPO ETÉREO: que é similar a uma "sobre pele" de energia que envolve o corpo físico com uma camada de radiação que pode atingir até 10 cm, e que age como um campo de proteção energética.

CORPO EMOCIONAL: também chamado de corpo astral, o corpo emocional é formado pelas vibrações emitidas por sentimentos e sensações como medo, coragem, alegria, tristeza, amor e ódio. Quanto maior o estímulo/sentimento, mais mensagens serão transmitidas e retransmitidas pelo corpo emocional ao físico.

A resposta vem em forma de ações e reações como choro, tremor ou doenças psicossomáticas.

CORPO MENTAL: contém a essência da inteligência ativa, avalia, equilibra, controla e julga os estímulos exteriores. O corpo mental age como um ponto de equilíbrio entre o corpo etéreo e o emocional e usa a inteligência e seu universo consciente para interpretar e enviar informações que nem sempre passam por processos seletivos. Quando o corpo emocional e o etéreo estão em desequilíbrio, o que geralmente ocorre em situações de estresse ou em sobrecargas físicas e emocionais, as informações são transmitidas ao corpo físico, sem filtragem ou seleção alguma, e ele recebe consciente ou inconscientemente estímulos e informações que podem ser, além de irreais, verdadeiras agressões. Isso provoca uma reação em cadeia entre os corpos que afeta as condições de funcionamento normais do físico provocando doenças psicossomáticas, ou, em termos mais populares, "doenças de fundo emocional". O processo é parecido com o de uma gripe: não percebemos a bactéria entrando em nosso organismo, só temos consciência devido as reações de nosso corpo, que provocam sintomas, os quais, nesse caso, são mais óbvios e fáceis de serem combatidos. O equilíbrio entre todos os corpos energéticos garante a harmonia e a saúde do corpo físico. Os corpos energéticos envolvem totalmente o corpo físico, esse conjunto de corpos invisíveis é chamado de *aura* (do grego – *brisa*). Todos esses corpos interagem com os universos físico e energético e, se a interação não for equilibrada, abalará o corpo físico.

Os cristais têm uma comunicação efetiva e perfeita com todos os corpos energéticos, e emitem, com seu fluxo sutil, energias para neutralizar e curar desequilíbrios causados por energias nocivas.

Os chacras

O corpo humano possui esqueleto, músculos e pele; sistemas que garantem a saúde; sentidos que auxiliam a direcionar e a neutralizar estímulos exteriores; cérebro para avaliar e raciocinar e corpos energéticos que estão em contato com as energias sutis, promovendo estímulos vibratórios e inconscientes.

A palavra *chacra* vem do sânscrito e significa "roda", que representa movimento, captação, projeção, o subconsciente, o centro e a vida.

Os chacras são os sentidos dos corpos energéticos, ou seja, são os transmissores dos estímulos energéticos ao corpo físico. Como pontos captadores e emissores, cada chacra rege determinada região do corpo e se responsabiliza pelo equilíbrio dessa área.

Os sete chacras principais

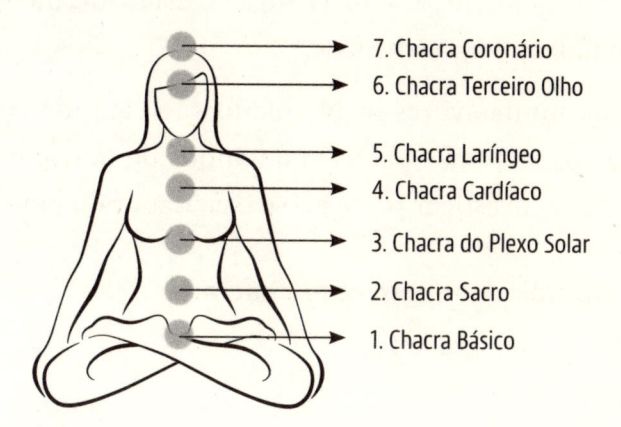

7. Chacra Coronário
6. Chacra Terceiro Olho
5. Chacra Laríngeo
4. Chacra Cardíaco
3. Chacra do Plexo Solar
2. Chacra Sacro
1. Chacra Básico

Existem sete canais que são considerados os chacras principais e que abrangem áreas do corpo onde estão os órgãos e sistemas vitais, mas que não são os únicos canais de captação e de emissão de energias. Começaremos pelos chacras principais que são estruturais e mais precisos para avaliação e para o reconhecimento do foco dos sintomas.

É importantíssimo conhecer os chacras, sua atuação, regência e os sintomas de bloqueios, para maior facilidade na avaliação e na fluência para a aplicação do tratamento.

1º Chacra – Raiz, Base ou Fundamental

Situado entre o ânus e a parte genital, esse chacra rege os rins, os genitais, a coluna dorsal, o sistema nervoso e a pele. Influencia a coluna dorsal, podendo afetar a medula e outros centros nervosos ligados a ela. Em desequilíbrio pode causar problemas de pele, rins, órgãos genitais, desempenho sexual, coluna, podendo também atingir a nuca, os ombros e os nervos. É responsável pela força vital, pela coragem, agressividade, vontade de viver, pela capacidade de sobrevivência, reciclagem, constância, realização pessoal e profissional. Na parte emocional, seu desequilíbrio causa apatia, frigidez, inconstância, fuga da realidade, incoerência, irresponsabilidade e agressividade.

Atenção: muitas vezes os bloqueios são causados por esse chacra, mas os sintomas parecem advindos de outro. Portanto, procure sempre investigar se ele não é o causador do bloqueio.

Cristais para trabalhar com esse chacra:

PADRÃO: hematita – granada.

ESTIMULANTE: granada.

CALMANTE/NEUTRALIZADOR: hematita.

PURIFICADOR/PROTETOR: turmalina-negra.

EQUILÍBRIO/ENERGIZAÇÃO: jaspe-vermelho ou hematita. Em casos de realização pessoal, hematita; profissional, olho de tigre.

2º Chacra – Sacro, Sexual ou Esplênico

Situado mais ou menos a sete centímetros abaixo do umbigo, esse chacra rege o instinto sexual, a procriação, a vitalidade, as glândulas de secreção, os órgãos sexuais internos, a barriga e a região lombar. É responsável pelo desempenho sexual, pelo vigor, pelas relações afetivas e sociais, energia, sociabilidade, conquista e manutenção de relações profissionais e ainda reflete o tipo de troca de afeto familiar na infância.

Em desequilíbrio, causa problemas com órgãos sexuais, ovários, útero, glândulas mamárias, barriga, região lombar, ciático, intestinos e reações alérgicas, gerando timidez, hipersensibilidade, ressentimentos, dificuldade de comunicação social, profissional e afetiva e mágoas.

Atenção: esse chacra está muito ligado ao afeto trocado com a família de origem, bloqueios dessa ordem afetam a integridade e o equilíbrio nas relações em geral.

Cristais para trabalhar com esse chacra:

PADRÃO: calcita-alaranjada, cornalina.

ESTIMULANTE: granada ou cornalina.

CALMANTE/NEUTRALIZADOR: quartzo-rosa ou ametista (desvios de ordem sexual).

PURIFICADOR/PROTETOR: quartzo-transparente.

EQUILÍBRIO/ENERGIZAÇÃO: calcita-alaranjada.

3° Chacra – Plexo Solar ou Umbilical

Situado no umbigo, ou no plexo solar, esse chacra rege o fígado, a vesícula biliar, o estômago, os intestinos, o sistema nervoso simpático, diafragma, pâncreas e abdômen. Pode ser responsável por problemas com o estômago como gastrite e má digestão; com intestinos como prisão de ventre e diarreias; dores abdominais; câncer; asma; fígado e pâncreas. Está diretamente ligado à afirmação do ego, força de vontade, autoconfiança e ao potencial. Pela sua abrangência, também está ligado ao sucesso e à prosperidade, pois são situações diretamente ligadas à autoconfiança e à vontade. Pode gerar insatisfação, insegurança, bloqueios na ação, estresse e egoísmo.

Cristais para trabalhar com esse chacra:

Padrão: citrino.

Estimulante: topázio-amarelo, citrino ou pirita (para favorecer a prosperidade).

Calmante/neutralizador: quartzo-rosa ou quartzo-fumê.

Purificador/protetor: água-marinha.

Equilíbrio/energização: quartzo-transparente, pedra do sol, citrino.

Esses três primeiros chacras se responsabilizam pelo desempenho pessoal, emocional, afetivo, social e profissional.

4° Chacra – Cardíaco ou do Coração

Situado no centro do peito, muitas vezes esse chacra é associado ao timo. A maioria dos terapeutas, no entanto, prefere trabalhar com o chacra cardíaco e o chacra do timo separadamente. Chacra que rege o coração, a circulação sanguínea, pulmões, peito, seios, mamilos, diafragma e o sistema nervoso vegetativo. Pode gerar problemas com respiração, coração, batimentos cardíacos, seios e com o sistema neurovegetativo. É responsável pelo amor, pela alegria, amizade, autoestima, autovalorização e todas as manifestações de afetividade. É o ponto de equilíbrio para o domínio da raiva, carência, insegurança, depressão, autodepreciação, ressentimentos, mágoas e autodesvalorização. Está diretamente ligado ao afetivo e localizado sobre o coração, que é a parte vital do corpo. Dessa forma, um bloqueio nesse chacra causa sintomas preocupantes que devem ser analisados com muita responsabilidade e critério, pois podem mascarar um problema físico sério. Portanto, antes de indicar um tratamento complementar alternativo, peça ao cliente para fazer uma avaliação clínica.

Cristais para trabalhar com esse chacra:

PADRÃO: quartzo-rosa.

ESTIMULANTE: quartzo-rosa e quartzo-transparente juntos.

CALMANTE/NEUTRALIZADOR: ametista ou água-marinha.

PURIFICADOR/PROTETOR: ametista.

EQUILÍBRIO/ENERGIZAÇÃO: quartzo-rosa.

5° Chacra – Laríngeo

Situa-se na laringe. Rege a área do pescoço, garganta, brônquios, pulmões, voz, vértebras cervicais, mãos, metabolismo e glândula tireoide. Em desequilíbrio causa afonia, amidalite, dores na nuca, distúrbios relativos à garganta, à boca e aos dentes, aftas, tipos de transtornos de oralidade como tabagismo, compulsão por comida ou falta de apetite, problemas com a fala. Responsabiliza-se pela comunicação, palavra, força de expressão, balanceia pensamento/expressão verbal, a criatividade e o mundo dos sentidos. Afeta a comunicação causando a não comunicação, a comunicação agressiva, dificuldade de expressão de sentimentos e aceitação da realidade.

Cristais para trabalhar com esse chacra:

PADRÃO: quartzo-azul ou ágata-azul-rendada.

ESTIMULANTE: quartzo-transparente.

CALMANTE/NEUTRALIZADOR: água-marinha.

PURIFICADOR/PROTETOR: cianita.

EQUILÍBRIO/ENERGIZAÇÃO: quartzo-azul.

6º Chacra – Frontal ou Terceiro Olho

Situado no meio da testa, entre as sobrancelhas, esse chacra rege a visão, a audição e o olfato (problemas com os órgãos desses sentidos), a testa, o sistema nervoso, sistema límbico, glândula pituitária, tálamo, hipotálamo, memória, percepção e concentração. Em desequilíbrio pode causar problemas com a visão, a audição, a memória e a concentração; problemas e distúrbios hormonais, que podem afetar o apetite, o desempenho sexual e gerar egoísmo, apego, ceticismo, despotismo, prepotência e alienação total. É o chacra da terceira visão, do sexto sentido e é responsável pela intuição e a percepção.

Cristais para trabalhar com esse chacra:

PADRÃO: sodalita.

ESTIMULANTE: âmbar, galena ou lápis-lazúli.

CALMANTE/NEUTRALIZADOR: ametista.

PURIFICADOR/PROTETOR: quartzo-transparente.

EQUILÍBRIO/ENERGIZAÇÃO: sodalita.

7º Chacra – Coronário ou Coroa

Situa-se no centro da cabeça, na região que é chamada popularmente de "moleira". Rege o cérebro, a cabeça, o sistema nervoso central, o neocórtex e a glândula pineal. Em desequilíbrio causa dores de cabeça, distúrbios no sistema nervoso, mentais e cerebrais, gerando hipersensibilidade, paranoias, posturas obsessivas e desestímulo para a vida. É o chacra da consciência superior, da espiritualidade, da sabedoria, da purificação e da evolução espiritual. É responsável pela lucidez e pelo equilíbrio dos outros chacras; nele está a força energética protetora.

Cristais para trabalhar com esse chacra:

PADRÃO: quartzo-transparente e ametista.

ESTIMULANTE: quartzo-transparente.

CALMANTE/NEUTRALIZADOR: ametista.

PURIFICADOR/PROTETOR: ametista.

EQUILÍBRIO/ENERGIZAÇÃO: ametista e quartzo-transparente juntos.

Outros chacras

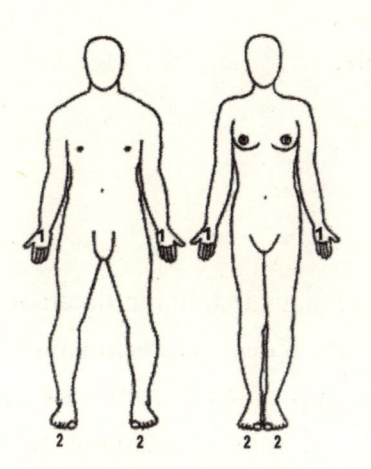

1. Palma das mãos
2. Planta dos pés

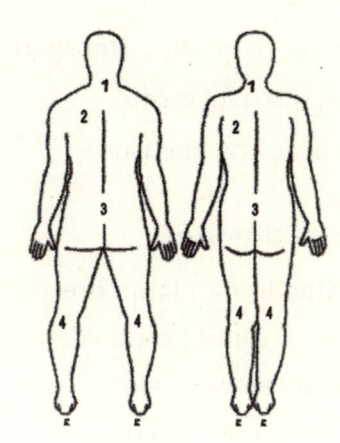

1. Nuca
2. Timo
3. Básico (costas)
4. Joelhos

Chacra das mãos

Situa-se nas palmas das mãos regendo a projeção (mão direita) e a recepção (mão esquerda) de energias. É um meio comunicador que interage com o mundo exterior. Um simples aperto de mãos transmite e envia energias.

Em desequilíbrio causa problemas com as mãos, como dores, inchaços, alergias, dormências, problemas com as unhas (extremidades) e outros distúrbios que podem atingir antebraços, cotovelos e braços, além de ações como desleixo com atividades manuais, desenhos, caligrafia e agressividade. O cristal coringa para trabalhar com esse chacra é o quartzo-transparente.

Cristais para trabalhar com esse chacra:

Negócios: pirita.

Coragem: granada.

Relacionamentos: quartzo-rosa, água marinha.

Proteção: turmalina.

Equilíbrio: quartzo-transparente.

Saúde: quartzo-verde.

Purificação: ametista.

Chacra dos pés

Situado na planta dos pés, rege a capacidade de atuação, o sucesso, os caminhos, as ações, as interações e o direcionamento nas várias situações da vida. Pode causar problemas com pés e pernas, torções, tombos, inchaços e dores gerando dificuldade em agir e interagir. Como esse chacra atua em diversas situações da vida, os cristais devem ser usados de acordo com a situação em questão, bem como com o tipo de bloqueio.

Cristais para trabalhar com esse chacra:

Negócios: pirita.

Coragem: granada.

Relacionamentos: quartzo-rosa.

Proteção: turmalina-negra.

Equilíbrio: hematita.

Saúde: quartzo-verde.

Purificação: ametista ou quartzo-transparente.

Chacra da nuca

Situado na ligação da medula com a base do crânio, na parte posterior do pescoço, esse chacra rege a conjunção das mensagens físicas, sinestésicas, racionais e emocionais. É um meio de ligação que transmite os dados sem filtragem e, portanto, muito suscetível. A nuca é um ponto sensível, e pessoas mais sensitivas percebem muito as mensagens energéticas por ela captadas. Como é um captador de estímulos, seu desequilíbrio interfere na fluidez e na coerência das ações e reações. Em desequilíbrio causa dores na nuca, na cabeça, no couro cabeludo, nos ombros, na afonia, em problemas de garganta, ouvidos, maxilar, rosto, dores nos ombros e vertigens, gerando angústia, medo, agressividade, depressão, despotismo e desequilíbrio.

Cristais para trabalhar com esse chacra:

Negócios: pirita.

Coragem: ágata-vermelha ou ágata-marrom.

Relacionamentos: quartzo-rosa.

Proteção: turmalina-negra.

Equilíbrio: cianita-azul.

Saúde: quartzo-verde.

Purificação: ametista.

Obs.: Em casos muito acentuados, podemos colocar um cristal transparente também nos ombros para aliviar e neutralizar toda a área afetada.

Chacra do timo

Situa-se sobre a glândula do timo, atrás do coração, na parte superior do peito. É responsável pela resistência imunológica e é o chacra que protege a saúde. Em desequilíbrio pode causar baixa resistência imunológica e dores na região onde está localizado, e ainda gerar instabilidade emocional, vulnerabilidade e inquietação.

O melhor cristal para trabalhar com esse chacra é o quartzo-verde. Como o timo cuida essencialmente da saúde, os cristais sugeridos são para atenuar o foco do problema que provocou essa disfunção.

Cristais para trabalhar com esse chacra:

NEGÓCIOS: citrino-amarelo.

CORAGEM: ágata-vermelha.

RELACIONAMENTOS: quartzo-rosa.

PROTEÇÃO: ônix.

EQUILÍBRIO: quartzo-verde.

SAÚDE: quartzo-verde.

PURIFICAÇÃO: quartzo-transparente.

Chacra básico ou lombar

Situado na região lombar, rege a capacidade de discernimento diante das situações imprevistas da vida, a culpa, a objetividade e atua no sentido de dever e direito. Está ligado à nossa capacidade de distinguir o passional do racional no que se refere ao próximo, principalmente ao que é responsabilidade e culpa de outrem. É um ponto no qual todas as sobrecargas de tensão tendem a "pesar". Ele é sensível a todas as tensões, por dificuldades de escolha, resolução de problemas e sobrecargas emocionais. Em desequilíbrio, causa dor na região lombar, dor ciática, dores nas pernas e nas costas, gerando inércia, tensão, agressividade, pessimismo e medo diante das situações da vida. Os cristais para trabalhar com esse chacra são: quartzo-transparente, ametista e hematita, e os a seguir são sugeridos para atenuar o foco do problema que provocou a disfunção.

Cristais para trabalhar com esse chacra:

NEGÓCIOS: citrino-amarelo.

CORAGEM: ágata-vermelha e quartzo-rosa.

RELACIONAMENTOS: quartzo-rosa.

PROTEÇÃO: turmalina-negra.

EQUILÍBRIO: citrino-amarelo.

SAÚDE: quartzo-transparente.

PURIFICAÇÃO: quartzo-transparente.

Chacra dos joelhos

Situado na dobra das pernas, na parte de trás dos joelhos, esse chacra é responsável pela flexibilidade, pelo "molejo" e pela resiliência (capacidade de se recobrar ou de se adaptar às mudanças) diante das situações adversas da vida. Essa região é a parte de equilíbrio, atenua, balanceia e muitas vezes retém tensões. Em desequilíbrio, causa dores e problemas nas pernas, joelhos, coxas e quadris, gerando indecisão, teimosia e rigidez.

Cristais para trabalhar com esse chacra: quartzo-transparente ou hematita. Os joelhos são equilibradores do corpo, portanto, só uso os cristais acima citados em caso de dores físicas; sugiro intensificar com o cristal específico recomendado no glossário.

5

TRATAMENTOS COM CRISTAIS

As energias sutis dos cristais e do corpo humano atuam no universo e na vida. Existe um meio de troca entre os cristais e o corpo humano através de energia, vibração e frequência. Essa relação simbiótica pode acontecer natural e involuntariamente quando manuseamos ou temos contato com os cristais; ou voluntariamente por meio de um tratamento específico com os cristais. Veja neste capítulo, quais são as práticas mais comumentes utilizadas nos tratamentos com cristais, assim como qual procedimento usar para identificar o tratamento mais assertivo.

Avaliação para tratamentos

Indicar um tratamento é um processo muito sério e detalhado. Antes de tudo é preciso ter consciência de que a gemoterapia é um tratamento complementar e não substitui tratamentos clínicos.

A avaliação não se restringe apenas aos sintomas de bloqueios que o cliente relata, mas a procura do foco gerador dos mesmos.

Os sintomas deverão ser listados, para que, a partir dessas informações, possamos fazer uma análise minuciosa e encontrar o verdadeiro foco dos bloqueios. Os cristais dos chacras poderão ser utilizados para fazer a cura direcionada no local do bloqueio, mas nos casos de doenças psicossomáticas, e para intensificação de um tratamento alopático, é preferível uma pesquisa mais minuciosa.

Uma ficha de avaliação deve ser elaborada na qual serão relacionados os sintomas e, com a ajuda do glossário, escolher o cristal adequado ao tratamento.

Para facilitar, devemos escrever em uma folha todos os sintomas um em cada linha. Depois, ao lado de cada sintoma, relacionar os cristais indicados para a cura.

Quando acabar essa avaliação procure escolher os cristais para o tratamento, analisando quais deles atendem a mais de um sintoma e dando preferência a eles para objetivar e facilitar o processo.

Dessa forma, o processo ficará muito mais efetivo e claro, pois muitas vezes um único cristal poderá trabalhar no equilíbrio de vários bloqueios.

Radiestesia

Um tratamento com energias sutis deve ser criterioso para se obter resultados. O gemoterapeuta tem como principal referencial os sintomas descritos pelo cliente, mas nem sempre esses sintomas traduzem o foco da questão.

Para confirmar e avaliar, o gemoterapeuta utiliza gráficos e aparelhos. Existem muitos métodos e aparelhos utilizados neste tipo de avaliação. O mais utilizado e efetivo é o pêndulo, que é um instrumento usado na radiestesia.

A radiestesia (*Radius* (latim) – radiações, *Aesthesis* (grego) – sensibilidade) é uma paraciência que trabalha com radiações através de instrumentos sensíveis a energias sutis. Todos os corpos emitem vibrações, que podem ser captadas por instrumentos como os pêndulos e/ou outros utilizados em radiestesia.

Muito usada em terapias alternativas como florais, homeopatia, cromoterapia e gemoterapia, apesar da radiestesia possuir muitos instrumentos para avaliação, é preferível concentrar todo o processo utilizando o pêndulo que, além de ser mais fácil de encontrar, seu valor é acessível e sua precisão é indubitável. O pêndulo é usado para fazer a avaliação, as prescrições, a confirmação e a escolha dos cristais. Ele é praticamente um coringa, pois acompanha o terapeuta em todo o processo.

Como os objetos, ambientes e pessoas são "fontes vibratórias", o pêndulo é o captador e amplificador dessas ondas, e o radiestesista o responsável pela interpretação destas mensagens vibratórias. Por isso, o radiestesista precisa de treino, seriedade e equilíbrio em seu trabalho.

O radiestesista

O ponto de partida de toda avaliação e do sucesso de todo processo vai depender não só do equilíbrio do radiestesista e de sua concentração e prática em manusear os aparelhos radiestésicos, como também de sua habilidade em interpretar corretamente os gráficos. O radiestesista deve se manter equilibrado para que nada interfira na hora da avaliação.

O pêndulo é um instrumento que exige experiência, equilíbrio, técnica, dedicação e ética. Portanto, para a sua correta utilização, o radiestesista passa por um aprendizado teórico, técnico e prático para obter exatidão em seu trabalho energético.

Os resultados são maravilhosos, mas para alcançá-los é fundamental e imprescindível fazer também um trabalho postural, habitual, emocional e mental. Tudo é importante, pois pode alterar o resultado.

Portanto:

- Cuide do seu equilíbrio emocional e mental.
- Faça um relaxamento corporal.
- Fique atento à concentração.
- Dê atenção a sua ação mental.

- Cuide de sua ética.
- Dedique-se.
- Pratique e estude constantemente.
- Dê objetividade e imparcialidade para a avaliação.
- Mantenha a calma e a paciência.

Antes de uma avaliação, devemos fazer um pequeno preparo físico, emocional e mental:

- Alimente-se de forma equilibrada fazendo uma refeição leve.
- Não ingira nada alcoólico.
- Faça alongamento para eliminar tensões corporais.
- Faça exercícios respiratórios para propiciar renovação e equilíbrio.
- Faça um relaxamento para eliminar energias e pensamentos que possam interferir nas vibrações, equilibrando e limpando o corpo, a mente e a alma.

Vamos analisar um pouco mais alguns desses tópicos:

Relaxamento

A finalidade do relaxamento é equilibrar as emoções, liberar tensões e desconfortos físicos e mentais provocados pelas agressões da vida pessoal e profissional, além de nivelar o corpo, as emoções e a mente para intensificar a capacidade cerebral.

Tudo é importante em um relaxamento: respiração, postura corporal, equilíbrio emocional e mental. O ideal para o trabalho com energias é fazer um relaxamento diário.

Respiração

A respiração correta libera tensões e atua positivamente em nosso corpo. Devemos prestar atenção no modo de respirar, inspirar pelo nariz, encher os pulmões, segurar o ar por alguns segundos, soltar o ar lentamente pela boca e repetir algumas vezes essa técnica.

Alongamento

Alongar o corpo para liberar tensões é imprescindível para um bom preparo físico e mental, assim como fazer alongamentos, por partes: braços, pernas, pés e corpo, mexer o corpo suavemente, espreguiçar-se, tudo isso é ótimo para aliviar tensões.

Relaxamento corporal

Procure relaxar o corpo sempre que puder, no banho, debaixo do chuveiro com a água caindo em seu corpo. Ao dormir, enquanto o sono não vem, relaxe seu corpo, procurando eliminar tensões e sensações ruins, respire profundamente e depois respire suavemente, procure relaxar todo o corpo.

Relaxamento mental

Devemos relaxar a mente 24 horas por dia, tirar todos os pensamentos e sentimentos ruins, pensar em coisas boas, não guardar mágoas, não ter medo, não alimentar "feras" dentro de si mesmo. Pensar que tudo se resolverá e dará certo, com certeza será muito mais positivo e efetivo em sua vida.

O pêndulo

Instrumento que nos acompanha em todo o processo da gemoterapia, o radiestesista sempre tem uma preferência na escolha do material e do formato do pêndulo.

Existem pêndulos de vários formatos e de vários materiais.

MADEIRA: são os melhores para se iniciar nessa ciência, por serem mais leves e responderem mais facilmente às vibrações. Os pêndulos de madeira têm pequenas esferas de chumbo, dentro de sua estrutura, que ajudam a equilibrar a extremidade. Eles refletem a absorção e a reflexão imediata de energias pessoais, numa avaliação por meio de um testemunho (assinatura ou foto da pessoa em questão). Além disso, cada formato facilita um tipo de avaliação dando sinais que se manifestam de forma bem clara.

METAL: pêndulos de latão ou de aço são mais pesados e muito precisos na avaliação de energias dos cristais e das fórmulas preparadas.

CRISTAL: os pêndulos feitos de cristal nem sempre são lapidados e colados na corrente com a precisão necessária para uma boa avaliação.

Os pêndulos se apesentam de diversas formas, que correspondem ao tipo de uso para a qual é solicitado, veja a seguir alguns exemplos:

- Formas redondas sem ponta: determinam a força energética do cliente no momento da avaliação quando movidas sobre o testemunho. Se o pêndulo exercer resistência sobre o nome como se fosse atraído por um imã, é sinal de que a pessoa está com a energia forte e positiva. Caso ele não tenha nenhuma resistência enquanto passado sobre o testemunho, indica falta de energia, energia debilitada, estado depressivo, estresse, momento de muita pressão ou falta de energias para combater dificuldades.

- Formato de peão com a ponta arredondada: mostra o tipo de energia que a pessoa irradia e alimenta no momento. Quando a energia é negativa, podemos ver que o pêndulo parece estar envolvido por uma fina camada que parece embaçar a ponta. Quando ela é positiva, dá para perceber que o pêndulo aparece bem nítido e, às vezes, parece estar irradiando luz. Escolha os de madeira escura porque refletem mais claramente esses sinais.

- Formato de peão alongado com ponta fina: são precisos para determinar o positivo e o negativo e para trabalhos com gráficos de escolha, pois respondem facilmente aos comandos mentais emitidos pelo radiestesista.

- Formato de peão alongado com ponta arredondada: são ótimos porque podem substituir tanto o redondo como o de ponta fina.
- Formato de peão redondo com ponta fina: são leves e muito sensíveis a todos os tipos de emissão. Ótimos para serem usados em gráficos para escolha e orientação de um tratamento.

Exercícios básicos para o uso do pêndulo

A ação do radiestesista é puramente mental. Ela é chamada por muitos estudiosos de *psicotrônica* – instrumentos ativados por comandos mentais.

Ativar um pêndulo, sem que a sua energia interfira numa avaliação, exige técnica e prática. Existem muitos exercícios que ajudam a entrar em perfeita sintonia com os instrumentos e dominar plenamente as diversas práticas de cada um. O preparo energético é muito importante. Portanto, antes de começar qualquer técnica, devemos fazer um breve exercício de respiração. No caso de ainda sentirmos sinais de tensão, rigidez ou ansiedade, aconselho a fazer um alongamento e até um relaxamento corporal quando necessário. Devemos preparar o local onde serão feitos os exercícios para trabalhar livremente com os gráficos e com o pêndulo.

Chamamos de "ponto zero" ou de "ponto neutro" a distância ideal do fio entre o pêndulo e a mão do radiestesista para a livre e total captação de vibrações. Essa medida é mutável, além de oscilar de um pêndulo para outro, cada radiestesista tem seu ponto neutro específico.

O ponto neutro está condicionado às energias e vibrações que estão em ação. Portanto, dar "nozinhos" no fio do pêndulo não resolve nada!

Para encontrar o ponto neutro é simples. Devemos apoiar o cotovelo direito sobre a mesa e segurar o pêndulo na mão direita, com o fio passando sobre o dedo indicador por fora da mão e com com o dedo polegar segurando o fio. Depois, soltar lentamente o fio do pêndulo (entre o dedo indicador e o polegar) até sentir uma sutil reação no pêndulo (dá para sentir que o pêndulo fica em "estado de movimento").

1ª Etapa: movimentos

- Em todos os exercícios é necessário estar relaxado e sentado confortavelmente no local conforme orientamos anteriormente.
- Faça as repetições sugeridas para cada exercício, pois o trabalho será dominado paulatinamente.
- Não adianta repetir várias vezes os exercícios numa só hora. A continuidade é necessária e deve ser periódica e não exaustiva.
- Sempre que um exercício tiver duas etapas ou sempre que fizermos uma série de exercícios, é necessário aguardar que o pêndulo neutralize para passar ao passo ou exercício seguinte.

Exercício 1

1. Posicionar o pêndulo em ponto neutro no círculo da Figura 1.
2. Mentalizar o seguinte comando ao pêndulo: "Siga a direção da seta, vá para a frente".

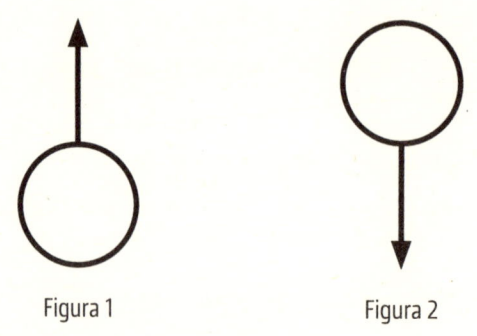

Figura 1   Figura 2

3. Mentalizar do mesmo modo para que ele volte ao círculo novamente.

4. Repetir o exercício mais uma vez.

5. A seguir, posicionar o pêndulo no círculo da Figura 2.

6. Mentalizar o seguinte comando ao pêndulo: "Siga a direção da seta, vá para trás".

7. Repetir o exercício mais uma vez.

Exercício 2

1. Posicionar o pêndulo em ponto neutro no meio do círculo da Figura 3.

2. Mentalizar o seguinte comando ao pêndulo: "Siga a direção da seta, vá para a esquerda".

3. Mentalizar do mesmo modo para que ele volte ao círculo novamente.

4. Repetir o exercício mais uma vez.

5. A seguir, posicionar o pêndulo no círculo da Figura 4.

6. Mentalizar o seguinte comando ao pêndulo: "Siga a direção da seta, vá para a direita".

7. Repetir o exercício mais uma vez.

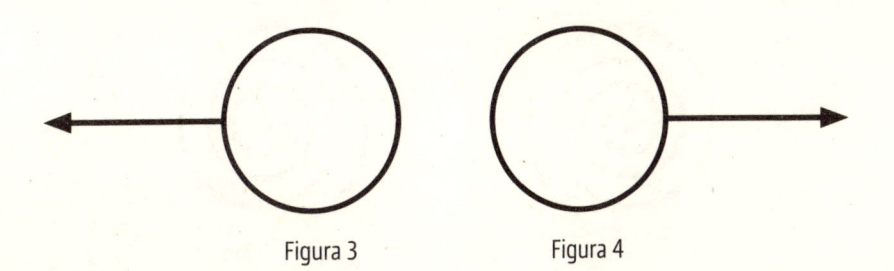

Figura 3   Figura 4

Exercício 3

1. Posicionar o pêndulo em ponto neutro no centro da espiral da Figura 5.
2. Mentalizar o seguinte comando ao pêndulo: "Siga o desenho desta espiral, faça um movimento circular crescente no sentido horário".
3. Mentalizar para que ele volte ao centro, dando o seguinte comando: "Volte ao centro da espiral, faça um movimento circular decrescente no sentido anti-horário".
4. Repetir o exercício mais uma vez.

Exercício 4

1. Posicionar o pêndulo em ponto neutro no centro da espiral da Figura 6.
2. Mentalizar o seguinte comando ao pêndulo: "Siga o desenho desta espiral, faça um movimento circular crescente no sentido anti-horário".
3. Mentalizar para que ele volte ao centro, dando o seguinte comando: "Volte ao centro da espiral, faça um movimento circular decrescente no sentido horário".
4. Repetir o exercício mais uma vez.

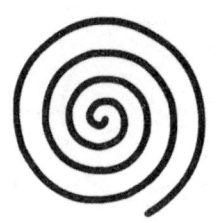

Figura 5

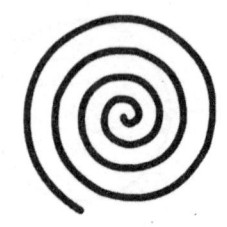

Figura 6

2ª ETAPA: COMANDOS MENTAIS

1. Posicionar o pêndulo em ponto neutro no centro do círculo da Figura 7.

2. Mentalizar o seguinte comando ao pêndulo: "Farei perguntas a você que me responderá da seguinte maneira: para SIM – movimentando-se para a direita, para NÃO – movimentando-se para a esquerda e TALVEZ – movimentando-se para a frente".

3. Fazer, inicialmente, perguntas que você já saiba a resposta e que sejam objetivas como: "A cor da blusa que estou usando é azul?".

4. Voltar ao centro do círculo e esperar o pêndulo neutralizar para fazer outra pergunta ou confirmar a resposta dada.

5. Se perceber que não está conseguindo sintonia, não insista; pare, descanse a mente e depois retorne à prática.

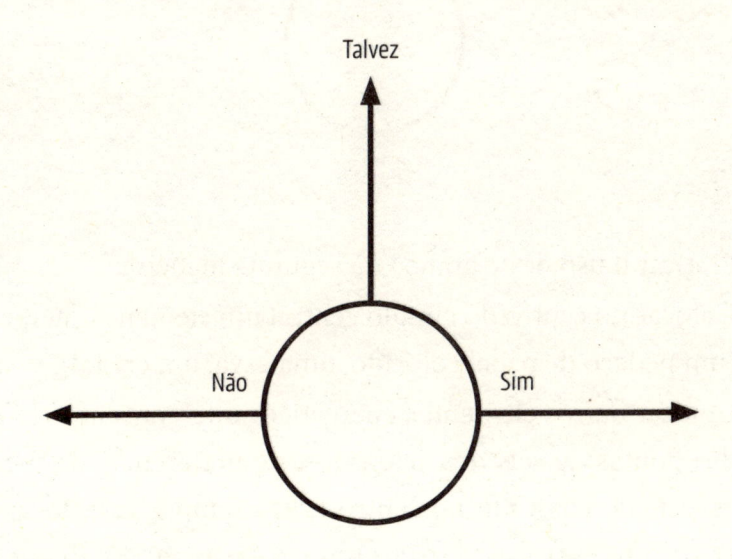

Figura 7

3ª ETAPA: ESCOLHAS

O domínio desta técnica permitirá trabalhar com gráficos de avaliação, inclusive específicos ao seu trabalho.

Esses gráficos são muito usados para avaliações e orientações de todas as terapias alternativas.

Colocar no círculo central um testemunho (foto ou nome) da pessoa, e nas pontas dos raios elementos que poderão ser usados nos tratamentos ou outras informações específicas para complementar sua avaliação, fórmula ou indicação.

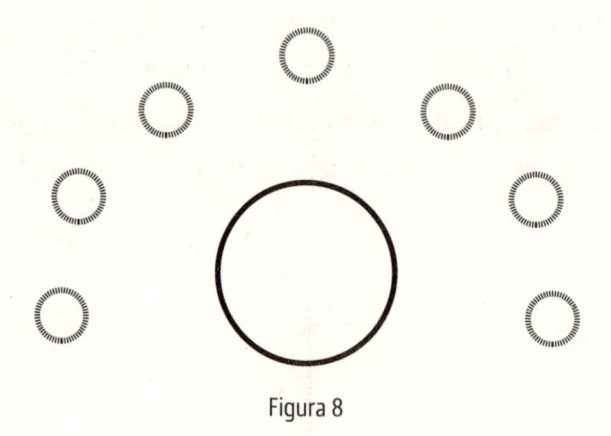

Figura 8

Praticar o uso deste gráfico da seguinte maneira:

1. Colocar no centro do círculo central um elemento energético (um pedaço de papel colorido, uma erva, um cristal).

2. Colocar outros elementos energéticos diferentes nos círculos das pontas de seis dos sete raios, de preferência da mesma espécie do colocado no centro (por exemplo, se colocar um cristal no centro, use cristais nos raios e assim por diante).

3. No raio que sobrou, coloque um elemento igual ao do círculo central (por exemplo, se colocar um Citrino no centro, coloque outro neste espaço).

4. Posicionar o pêndulo em ponto neutro no círculo central sobre o elemento colocado (em uma avaliação usaríamos um testemunho).

5. Mentalizar o seguinte comando: "Sinta a vibração deste elemento e localize nos raios onde há um elemento com a mesma energia".

6. Mudar a posição dos elementos dos raios para repetir o comando para o pêndulo se direcionar para outra direção.

Os gráficos para avaliação

Na radiestesia, os gráficos servem não só para avaliar como também para dosar e indicar o tratamento em si, principalmente nos casos de tratamentos a distância.

Você será o orientador na avaliação, tanto por meio de gráficos como na avaliação dos chacras do cliente, que vai localizar todos os desequilíbrios para realizar o tratamento.

Todo gemoterapeuta possui seu material de avaliação e de tratamentos. Os gráficos são essenciais neste trabalho e existem os que são verdadeiros "coringas" para avaliação e orientação.

Os gráficos das Figuras 9 e 10 são exemplos de "coringas", pois atendem a vários tipos de avaliação.

No círculo central podemos colocar um testemunho, e nos círculos periféricos vários cristais para serem escolhidos em um tratamento, neste caso seria para a escolha dos cristais.

Com este mesmo gráfico podemos avaliar se a fórmula de um elixir ou de uma alma está completa para determinado tratamento.

Para isso, devemos colocar o testemunho no círculo central e sobre ele o frasco com o elixir e fazer com o pêndulo uma avaliação.

Se o pêndulo girar no sentido horário é sinal que o tratamento escolhido está completo; caso o pêndulo gire no sentido anti-horário, é sinal de que está faltando algum cristal para complementar a fórmula e então, proceder da seguinte maneira:

Figura 9

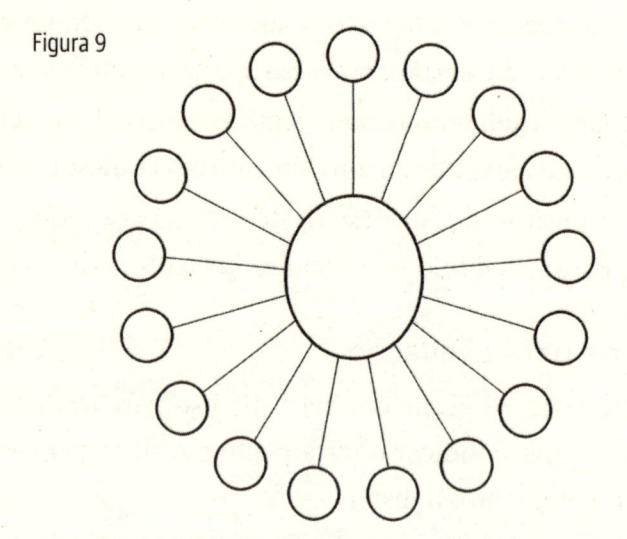

Figura 10

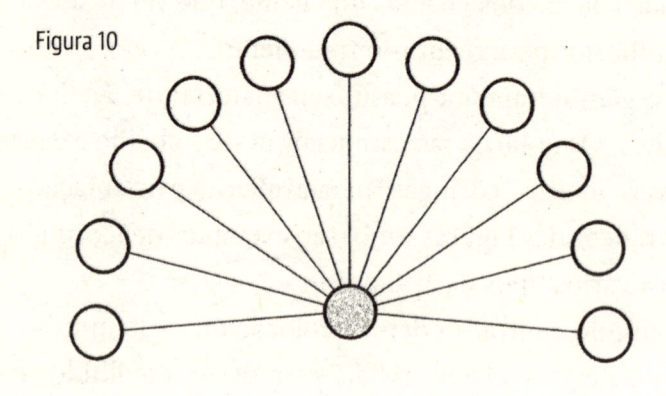

Figura 11

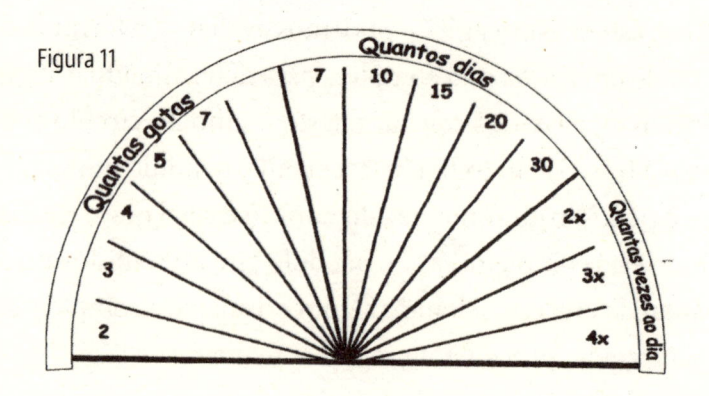

1. Procure, mediante os sintomas do cliente, outros cristais que possam atuar positivamente na cura.

2. Separe todos esses cristais e coloque-os nos círculos periféricos com o testemunho e a fórmula preparada no círculo central.

Utilizando o pêndulo, escolha os cristais complementares da seguinte maneira:

1. Coloque o pêndulo sobre o frasco que está no círculo central.

2. Faça um comando mental para que o pêndulo se direcione para os cristais que complementarão a fórmula.

3. O pêndulo vai indicar um cristal de cada vez.

4. Confirme a escolha e retire o cristal do círculo periférico, colocando-o no círculo central.

5. Proceda do mesmo jeito até que o pêndulo pare no centro do gráfico e não se direcione para outro cristal.

6. Retire os demais cristais que não foram escolhidos pelo pêndulo.

7. Complemente a formulação com os cristais que faltavam.

8. Após a complementação, reavalie a fórmula com o testemunho e o frasco do elixir da mesma maneira do início do processo.

Outro modo de utilização deste gráfico é escolher cristais para um tratamento mediante sintomas quando não podemos fazer uma avaliação mais meticulosa.

Geralmente isso acontece em tratamentos a longa distância, ou quando terceiros vêm pedir ajuda para determinada pessoa.

Para isso, proceda da seguinte maneira:

1. Faça uma avaliação dos sintomas e tabule dados na ficha de avaliação.

2. Separe os cristais pertinentes ao tratamento e coloque-os nos círculos periféricos.

3. Coloque o testemunho do cliente no círculo central.

4. Para a escolha dos cristais no tratamento, proceda do mesmo modo descrito na explicação anterior, separando-os de acordo com a indicação do pêndulo.

Diversos tipos de avaliação

O gráfico da Figura 10 também pode ser usado para vários tipos de avaliação. Ele possui 11 círculos periféricos e um círculo central que será usado a partir do testemunho ou do elemento em questão para que seja feita uma avaliação ou uma seleção com os cristais colocados nos círculos periféricos, Figura 9. Esse gráfico é usado também para a escolha de cristais, inclusive na cura de ambientes. Neste caso, a avaliação deve ser feita no local que necessita de equilíbrio.

Gráfico para orientação

O gráfico da Figura 11 é usado para indicar a dosagem dos elixires nos tratamentos.

A escolha é feita com o pêndulo da seguinte maneira:

1. Coloque o elixir um pouco abaixo da parte central do gráfico (onde os raios se encontram).

2. Com o pêndulo, inicie perguntando a dosagem em gotas, cujas quantidades estão descritas no campo esquerdo do gráfico.

3. Depois, determine o número de dias que o cliente fará o tratamento (parte central do gráfico). Figura 10.

4. A seguir, pergunte quantas vezes ao dia o cliente deverá administrar o elixir (canto direito do gráfico).

Gráfico para avaliação dos chacras

O gráfico da Figura 12 é usado para a avaliação dos chacras, para tratamentos a distância ou avaliações complementares.

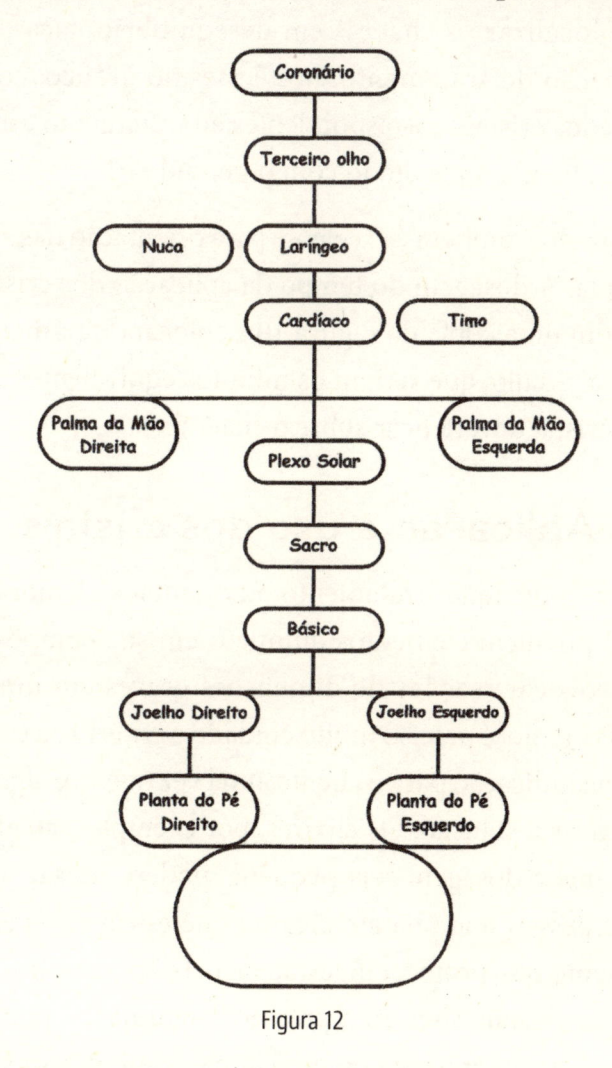

Figura 12

Para utilizá-lo proceda da seguinte maneira:

1. Coloque o testemunho na base do gráfico.
2. Com o pêndulo, faça uma avaliação em cada chacra para ver se há algum desequilíbrio.

3. Quando o pêndulo girar no sentido anti-horário sobre um chacra, é sinal de que o mesmo está em desequilíbrio.

4. Para maior precisão, reavalie sempre para confirmação.

5. Após localizar os chacras em desequilíbrio, faça uma pré--avaliação do tratamento, neste mesmo gráfico, colocando pequenos cristais correspondentes ao tratamento escolhido e pré-avaliando o resultado com o pêndulo.

Esse gráfico também é excelente para orientação nas sessões de gemoterapia. A dosagem do tempo da aplicação dos cristais pode ser feita com uma cópia da Figura 10 e colocando números de 1 a 15 em cada círculo, que seriam os minutos equivalentes ao tempo que cada cristal deverá ficar sobre o chacra.

Aplicação e uso dos cristais

Antes de qualquer tratamento ou orientação lembramos que os cristais possuem elementos químicos em sua composição que podem provocar reações de dimensões graves em uma pessoa alérgica. Portanto, é preciso muito cuidado e critério na escolha dos cristais e na indicação para o cliente, uma vez que, em alguns casos, ele vai ingerir a solução. Os elixires, por exemplo, são alcoólicos, por mais que a dosagem seja pequena, poderá causar problemas para uma pessoa que seja alérgica ou que esteja tomando algum medicamento que proíbe a ingestão de bebidas alcoólicas.

Alguns cristais alteram a pressão sanguínea, é preferível indicar uma água energizada ou uma alma, como veremos a seguir, e sempre escolher cristais que não contenham elementos tóxicos para as águas e para as almas. Já o uso correto do baguá exerce uma influência poderosa e positiva sobre os ambientes e a cromoterapia é essencial na cura dos bloqueios.

Os cristais fazem parte de uma terapia complementar e alternativa, a prudência nas escolhas e indicações de uso é imprescindível. Veja um pouco mais sobre o assunto:

Elixir

Solução Stock: é o produto da primeira composição do elixir. Bem concentrado e sem diluição, pode ser usada tanto diretamente no frasco dosador para o cliente, como diluída na seguinte proporção: 7 gotas da solução stock para 30 ml de água filtrada.

Se a opção for usar a solução stock diretamente no dosador para o cliente, oriente-o a diluir 7 gotas em mais ou menos um dedo de água filtrada colocada em um copo de vidro; agite bem (sem usar colher para isso) antes de tomar.

Composição para solução stock
- 80% de água filtrada ou mineral sem gás
- 20% de álcool de cereais

Modo de fazer:

Após a avaliação, separe os cristais para a manipulação dos elixires. O elixir é feito com um único tipo de cristal. Dependendo do caso, podemos misturar vários elixires em um único frasco dosador para o cliente, mas a manipulação do elixir deverá ser feita com um tipo de cristal de cada vez. Se, por exemplo, na avaliação, o cliente deve tomar elixires de citrino, ametista e quartzo-rosa, primeiro cada elixir deve ser feito separadamente, para depois colocá-los em cada frasco dosador, ou, dependendo do caso, em um único frasco dosador.

Manipulação de um elixir

1. Separe o cristal que será utilizado para o elixir.

2. Faça a limpeza do cristal com água corrente.

3. Após a limpeza, deixe-o em uma vasilha de vidro ou de cerâmica com água, por 30 minutos, para energizá-lo.

4. Se possível, coloque esse recipiente à luz do sol da manhã para acelerar o processo de energização.

5. A seguir, faça uma avaliação usando o pêndulo para saber se o cristal está pronto para utilização. Para isso, devemos colocá-lo sobre o cristal (que está na vasilha). Se ele girar no sentido horário é sinal de que o cristal está pronto para o uso. Se não, deixe-o energizar por mais alguns minutos e reavalie.

6. Quando o cristal estiver energizado, coloque a água filtrada em uma vasilha de vidro, na proporção da composição. Cubra a vasilha com um prato ou com uma tampa de vidro.

7. Deixe o cristal submerso na água durante, no mínimo, uma hora. Se o dia for ensolarado, deixe a vasilha ao sol, pois dessa forma o processo será mais rápido e intenso.

8. Após esse tempo, avalie a força vibratória do líquido com o pêndulo.

9. Se a avaliação mostrar que o líquido está devidamente potencializado (o pêndulo girará no sentido horário), engarrafe o líquido em um frasco de vidro marrom previamente esterilizado e acrescente os 20% do álcool de cereais.

10. Sua solução está pronta para o uso.

Atenção!

- As doses são para uso direto do frasco dosador e deverão ser gotejadas debaixo da língua (em certos casos como hipersensibilidade oriente para que a solução seja diluída em água filtrada, por exemplo: 5 gotas em uma colher de chá de água).

- Nos casos de a solução ser diluída, oriente o cliente para não usar utensílios de metal, que poderão alterar a energia da fórmula.
- Oriente o cliente para não encostar o conta-gotas na língua para não contaminar.
- As doses diárias deverão ser ingeridas em jejum, antes de escovar os dentes ou ter contato com algum produto químico, e uma hora antes das refeições.
- Evite ministrar o elixir após fumar, escovar os dentes, tomar bebidas alcoólicas, ácidas ou comer, pois prejudicará o efeito.
- Não ingira líquidos com, ou logo após a dosagem do elixir, a não ser que seja diluído em água. Neste caso, é importante obedecer criteriosamente a dosagem de cada um.

Por que álcool de cereais?

O conhaque também é muito indicado para conservação dos elixires, porém o álcool de cereais é preferível, por ser mais puro.

O álcool, por ser extraído da cana-de-açúcar, não exige tantos cuidados em seu cultivo e não passa por processos químicos nem no plantio nem na destilação até chegar ao produto final.

Por outro lado, as uvas, que são a matéria-prima do conhaque, exigem cuidados com produtos químicos em seu cultivo para proteção do fruto e a bebida passa por muitos processos de destilação.

Por fim, o álcool, por ser mais puro, exige uma dosagem menor para a conservação da solução stock que o conhaque.

Água energizada

1. Escolha o cristal com as propriedades desejadas.
2. Limpe-o em água corrente.
3. Coloque-o em uma jarra de vidro transparente previamente limpa.
4. Encha a jarra com água filtrada ou água mineral sem gás.
5. Tampe a jarra com um pires de vidro ou um tule e a coloque para receber os raios de sol durante uma hora.
6. Coloque-a em local fresco para manter a temperatura ambiente.
7. Beba essa água pelo menos três vezes ao dia.

Almas

Alma é uma água energizada feita com vários cristais. O processo para produzi-la é o mesmo da água energizada, porém utilizando vários cristais.

Sugestões para almas

1. Utilize todos os cristais dos chacras.
2. Use uma combinação de cristais para combater um único bloqueio.
3. Use uma combinação de cristais para vários bloqueios com a finalidade de intensificar um tratamento alopático.
4. Use uma combinação de cristais para combater tendências e hábitos destrutivos.
5. Use uma combinação de cristais para intensificar posturas e qualidades.
6. Beba essa água pelo menos três vezes ao dia.

Cores

Hoje, muitos terapeutas utilizam vasilhames coloridos para intensificar a energia de um elixir. A cromoterapia trabalha com a energia das cores e tem obtido resultados positivos na cura de bloqueios.

Propriedades das cores

AMARELO: incentiva a criatividade, a inteligência e a razão e ajuda a superar medos.

AZUL CLARO: incentiva a limpeza em geral (pensamentos, traumas, sentimentos, etc.) e estimula a iniciativa e a liberdade.

AZUL ESCURO: propicia relaxamento, calma e maturidade.

BRANCO: propicia limpeza, confiança e relaxamento.

LARANJA: trabalha com a pele, induz ao equilíbrio, a tranquilidade e a autoconfiança.

MARROM: estimula o senso de realidade e transmite clareza e praticidade nas situações difíceis.

PRETO: protege a aura, estimula a concentração, a autoconfiança e auxilia nas soluções de problemas.

ROSA: trabalha com a beleza, estimula o amor, a autoestima e a compreensão.

VERMELHO: é uma cor que convida ao movimento, à coragem, à energia, à atividade e à resistência. Deve ser usada com muito critério, pois também pode estimular a agressividade e a raiva.

VERDE: acalma, relaxa, tranquiliza, atenua o estresse, regenera e trabalha com a saúde, especialmente com os pulmões.

VIOLETA: estimula a mente, a percepção, a compreensão e a evolução espiritual.

Baguá

O baguá é como uma bússola de oito lados. Cada lado determina um ponto de missão ou aspiração de um ambiente. Ele é usado no Feng Shui (pronuncia-se *Fon Suei*) para direcionar o tratamento das energias dos ambientes. Na escola oriental, o baguá é usado na planta da casa inteira, mas a arquitetura oriental é bem diferente da ocidental, que utiliza colunas, pilares e vigas, não só na fundação como também na divisão dos cômodos e dos ambientes.

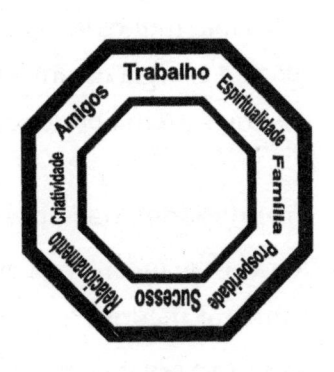

Por esse motivo, é costume aplicar o baguá em cada cômodo isoladamente para analisar todos os pontos que necessitam de cura de acordo com a missão do local. Para utilizar o baguá cômodo por cômodo, basta colocar a área do "Trabalho" na porta de entrada do local a ser tratado, localizar cada ponto e aplicar as curas. Por exemplo: em geral, a "Espiritualidade" fica atrás da porta e pode ser curada com uma ametista e/ou um quartzo-transparente colados no batente. Assim, você poderá equilibrar cada cômodo de sua casa ou da sala do seu local de trabalho utilizando os cristais na cura.

Cada ponto do baguá é responsável pela fluência de determinado fator na vida das pessoas que habitam ou frequentam o local. Muitas vezes aplicar só a cor indicada, ou um elemento, pode neutralizar a energia, no entanto, podemos sentir que aquele local ainda está "desequilibrado, pesado ou até devastado". Nesses casos, os cristais são efetivos, pois neutralizam energias negativas e intensificam a energia do local em questão.

Cristais indicados para as áreas do baguá:

Trabalho

- Quartzo-azul: as tonalidades de azul são indicadas para a área do trabalho, esse cristal além de ser azul claro, tem uma energia que facilita a comunicação, que é muito importante nessa área.
- Hematita: a tonalidade cinza também é uma das cores indicadas para a área de trabalho. A hematita, além de apresentar a cor cinza metálico, trabalha com a confiança e com a segurança.
- Turmalina-negra: a tonalidade preta é outra cor indicada para a área do trabalho. Essa pedra protege contra energias negativas.
- Sodalita: também pertencente ao grupo de pedras em tonalidades de azul, a sodalita, além de ter a cor índigo, intensifica a intuição e a percepção.
- Ágata: sua energia traz proteção contra roubo e atrai riqueza.

Espiritualidade:

- Ametista é o cristal mais indicado para a espiritualidade, traz paz, proteção e religiosidade.
- Quartzo-transparente: traz energia e iluminação.

Família:

- Quartzo-verde: propicia saúde e equilíbrio.
- Quartzo-rosa: equilibra o relacionamento familiar e trabalha com as pessoas que convivem nesse local.
- Quartzo-transparente: traz cura, proteção e luz.

Prosperidade

- Pirita: traz dinheiro e prosperidade.
- Citrino: propicia autoconfiança, centramento, criatividade e abundância.

Sucesso

- Pirita: atrai prosperidade e dinheiro.
- Ágata de fogo: atrai proteção e sucesso.
- Citrino: ajuda na flexibilidade, na autoconfiança e na criatividade, qualidades essenciais para o sucesso.

Relacionamento:

Utilize sempre pares de cristais nessa área. Eles poderão ser iguais ou diferente, mas o número de cristais deverá ser sempre par.

- Quartzo-rosa: cristal do amor, da harmonia e do relacionamento.
- Quartzo-transparente: energia e cura.
- Quartzo-azul: boa comunicação.

Criatividade:

- Quartzo-transparente: energia e reciclagem.
- Citrino: concentração e criatividade.

Amigos

- Quartzo-rosa: equilíbrio e harmonia.
- Quartzo-transparente: renova as energias.
- Quartzo-azul: boa comunicação.

Ambientes em geral

Para entradas e locais expostos use:

- Uma taça de vidro, ou outra peça bem bonita, com vários cristais rolados, que poderá ser colocada perto das entradas, ou em locais estratégicos, como uma mesa de centro ou um aparador; são nove cristais iguais ou diferentes.
- Água: encher o recipiente com os cristais (deve ser trocada semanalmente).

Nos quartos

- Ametista: combate a insônia.
- Quartzo-rosa: promove o amor.
- Quartzo-verde: trabalha com a saúde.
- Quartzo-transparente: recicla as energias e traz disposição.
- Água-marinha: acalma, minimiza a ansiedade e ajuda no relacionamento do casal.

Nos banheiros

- Pedra rolada de rio ou seixo grande: colocar uma dessas pedras no chão do box para reciclar as energias na hora do banho.
- Quartzo-transparente bruto ou uma drusa: colocar na janela para reciclagem de energias.

Na sala de estar

- Quartzo-transparente: energia e cura.
- Quartzo-rosa: harmonia e amor.
- Turmalina-negra: proteção.
- Quartzo-azul: boa comunicação.
- Quartzo-verde: equilíbrio e disposição.

Na sala de jantar

- Quartzo-transparente: energia e cura.
- Quarto-rosa: harmonia e amor.
- Quartzo-verde: saúde.
- Quartzo-azul: boa comunicação.

No hall ou na porta de entrada

- Pirita: para atrair prosperidade.
- Ágata-marrom: para atrair proteção (protege a casa de ladrões).

- Turmalina-negra: contra todos os tipos de energias negativas.
- Ametista: para proteção espiritual.
- Quartzo-rosa: para o amor.
- Quartzo-azul: para a boa comunicação.
- Hematita: para o equilíbrio e uma boa carreira.
- Citrino: para atrair confiança.
- Sodalita: para boa intuição e percepção.

Nos automóveis

- Ágata-marrom: para proteger contra assaltos.
- Turmalina-negra: proteção contra energias negativas.
- Quartzo-transparente: reciclagem de energias.
- Quartzo-rosa: amor e harmonia (mais do que necessárias para quem enfrenta o trânsito para trabalhar).
- Ametista: paz e proteção espiritual.

CONSIDERAÇÕES FINAIS

A gemoterapia é um tratamento feito com cristais colocados diretamente no corpo da pessoa, nos chacras correspondentes, com o intuito de neutralizar bloqueios, equilibrar, estimular e energizar os corpos sutis, e atua efetivamente na cura de doenças psicossomáticas.

O gemoterapeuta é quem avalia os sintomas e ministra tratamentos com cristais. Esse profissional trabalha com energias sutis, e dele é exigido mais que mero conhecimento, porque em todo tratamento ele atuará como um mediador de energias. Seu equilíbrio emocional e energético são pontos indispensáveis para o sucesso do seu trabalho, devendo ele manter sua harmonia e equilíbrio durante o atendimento e no tratamento, pois trabalhará diretamente com pessoas que estão em desequilíbrio energético. O tratamento e manutenção que o gemoterapeuta dá às suas energias faz parte do resultado positivo em seus atendimentos.

Existem várias formas de aplicação desse tratamento. Cada gemoterapeuta tem suas preferências e, com os anos de prática, desenvolve seu próprio método e combinações de cristais de sua preferência para uma atuação mais efetiva.

O trabalho dos cristais é um constante aprendizado, sempre descobrimos algo novo para ajudar na cura de bloqueios.

Faça antes a limpeza e a energização nos cristais que serão usados, para depois iniciar o tratamento propriamente dito com a limpeza dos chacras.

Os cristais para gemoterapia devem estar separados e guardados, depois de limpos, em um vasilhame grande de vidro transparente, com água e bem fechado e, antes de cada sessão, avalie a energia dos cristais, se preciso for, faça uma nova limpeza e energização. Como eles ficam muito bem acondicionados e protegidos, o tempo gasto com esse preparo é muito breve, pois na maioria das vezes eles já estão prontos para o uso.

Na limpeza dos cristais para a gemoterapia use uma peneira grande, dessas encontradas em lojas de materiais de construção. Assim, vai poder limpar vários cristais ao mesmo tempo. É muito prático: primeiro é preciso forrar a peneira com um tecido de algodão branco (aqueles sacos alvejados vendidos para fazer panos de prato), depois, coloque todos os cristais, lave-os em água corrente e coloque-os por alguns minutos ao sol, para secar e energizar. Todo o processo é feito na peneira forrada.

Quando estiverem secos, use luvas cirúrgicas (para não alterar a energia) e passe os cristais para uma gamela grande, de madeira ou vidro transparente, para utilizá-los durante a sessão.

Sugerimos ter no kit de atendimento pelo menos três unidades de cada cristal a ser utilizado nas sessões. Assim, caso necessite substituir durante a aplicação, já terá o cristal preparado.

Algumas informações importantes

- Os cristais que não estiverem sendo usados na sessão deverão ficar em outro local, guardados envolvidos em um tecido de algodão branco para que não haja interferência de energias.
- A avaliação do cliente deve ser feita pelo menos um dia antes da sessão de gemoterapia, para que o tratamento seja preparado com calma.

- Tenha sempre consigo a ficha de avaliação do cliente e, no início da sessão, faça uma breve avaliação radiestésica para conferir se existe mais algum detalhe que não foi anotado.
- Durante toda a sessão de gemoterapia utilize o pêndulo para reavaliar a energia após cada etapa.
- Para o caso de encontrar pontos que ainda não estejam em equilíbrio, substitua o cristal usado por outro limpo e deixe-o agir por mais cinco minutos no chacra em questão.
- Os cristais retirados dos chacras são colocados em uma vasilha de vidro com água, para depois serem limpos e energizados novamente.
- Os cristais colocados no cliente durante a sessão deverão atuar no máximo dez minutos. Caso haja necessidade de troca, o cristal reposto deverá atuar durante, no máximo, mais cinco minutos.
- Mantenha o local de atendimento sempre muito limpo.
- Renove as energias do ambiente antes e depois de cada sessão, utilizando para isso incenso de alfazema ou de alecrim, ou, se preferir, vaporize-o com essas essências diluídas em água.
- Coloque um copo de vidro transparente com água e nove cristais na entrada. Troque a água, lavando os cristais após cada atendimento. Isso ajudará a renovar as energias do ambiente.
- Lave as mãos em água corrente antes e depois de cada atendimento.
- Não use nenhum tipo de adorno nos dedos e nos braços.
- Tenha sua maca de atendimento sempre limpa, forre-a com um lençol branco e sobreponha uma toalha branca que deverá ser trocada em cada sessão. Não use toalhas de papel para forrar a cama, pois causam desconforto ao cliente.

Sessão de limpeza e energização

Antes de qualquer tipo de tratamento é necessária uma sessão de limpeza. A energização atua para equilíbrio e reciclagem de energias e é feita em todos os chacras após o tratamento. Veja mais sobre isso no final deste capítulo.

Para limpeza e energização utilize só quartzos-transparentes. Tenha em mãos devidamente limpos e energizados:

- Duas pontas de quartzo-transparente.
- Vinte e dois quartzos-transparentes rolados pequenos (aproximadamente 3 cm).

Procedimento

Com o cliente deitado confortavelmente e de pernas juntas, faça com ele um breve exercício de respiração. Faça-o respirar pelo nariz, segurar o ar por quatro segundos e soltá-lo pela boca.

Repita três vezes e, a seguir, comece com a colocação dos cristais. Coloque uma ponta com a base voltada no chacra coronário. Este cristal deverá ficar três centímetros afastados da cabeça do cliente. Coloque a outra ponta com a base voltada para a planta dos pés, tendo o cuidado de deixá-la afastada na mesma distância da anterior.

Pegue os 11 quartzos rolados e coloque-os da seguinte maneira:

1. Sobre o terceiro olho.
2. Na nuca (atrás do pescoço).
3. No laríngeo.
4. No cardíaco.
5. Na palma da mão direita.
6. Na palma da mão esquerda.
7. No plexo solar.

8. No sacro.

9. No básico (sob o cliente, no final da coluna vertebral).

10. Nas dobras do joelho direito (sob o cliente).

11. Nas dobras do joelho esquerdo (sob o cliente).

Deixe os cristais agirem durante sete minutos e retire-os, deixando-os separados dos outros, que estão limpos e energizados em uma vasilha.

A limpeza está concluída. Lave as duas pontas em água corrente.

Se tiver mais pontas, basta substituí-las por outras. Coloque as pontas nos mesmos locais, obedecendo à mesma distância, só que a ponta do cristal vai ficar voltada para o cliente. Coloque as outras onze pedras roladas limpas nos mesmos locais descritos acima. Deixe-as agirem por mais sete minutos e a sessão de energização estará concluída.

Em geral, após uma sessão de limpeza e de energização, podemos fazer uma avaliação radiestésica no cliente para confirmar se os pontos que estavam em desequilíbrio foram curados. Se necessário, acrescente novas anotações em sua ficha de avaliação para indicar outro tratamento.

Cura e harmonização dos chacras

A harmonização e a energização dos chacras fazem parte do tratamento. Primeiro, faça uma avaliação radiestésica no cliente. Após essa verificação, equilibre os chacras identificados e os pontos encontrados com quartzos-transparentes.

Utilize uma cópia do gráfico dos chacras para cada consulta (Figura 12). Escreva em uma ficha e assinale no gráfico tudo o que será feito no tratamento.

A seguir, comece o tratamento dos chacras:

1. Primeiro faça uma sessão de limpeza no corpo do cliente. Após sete minutos, retire os quartzos rolados deixando só as duas pontas, sem as inverter. Atenção: não deve ser feita agora a sessão de energização com os cristais transparentes.

2. Pegue os cristais dos chacras que serão tratados, que devem estar previamente limpos e energizados e separados.

3. Coloque os cristais para a cura em cada chacra correspondente e deixe-os agir por dez minutos.

4. Retire os cristais e reavalie os chacras com o pêndulo.

5. Caso algum chacra ainda esteja em desequilíbrio, recoloque o cristal por mais três minutos.

6. Retire todos os cristais, inclusive as pontas, e reavalie todos os chacras do cliente com o pêndulo.

Atenção: muitas vezes o bloqueio de um chacra é muito forte, nesse caso é melhor trocar o cristal por outro limpo e energizado para que a ação seja efetiva.

Energização dos chacras

Após as sessões de limpeza, cura e harmonização dos chacras o cliente estará em equilíbrio e pronto para a energização.

Manter previamente limpos e energizados:

- Duas pontas de quartzo-transparente.
- Cinco quartzos-transparentes rolados.
- Uma ametista.
- Uma sodalita.
- Dois quartzos-azuis.
- Um quartzo-rosa.
- Um quartzo-verde.

- Um citrino.
- Uma cornalina ou granada.
- Duas hematitas.
- Uma turmalina-negra.

Proceda da seguinte maneira, coloque:

- Uma das pontas de quartzo-branco em direção do chacra coronário, com a ponta voltada para a cabeça do cliente.
- A ametista entre a ponta e a cabeça, levemente encostada na região do coronário.
- A outra ponta de quartzo-branco com a ponta voltada para a planta dos pés do cliente.
- As hematitas encostadas nas plantas dos pés do cliente.
- Um quartzo-transparente embaixo de cada dobra dos joelhos.
- A turmalina-negra no chacra básico (sob o cliente).
- A granada ou a cornalina sobre o chacra sexual.
- O citrino sobre o plexo.
- Um quartzo-transparente em cada palma das mãos.
- O quartzo-rosa sobre o cardíaco.
- O quartzo-verde sobre o timo (sobre o cliente, na direção do timo).
- Um quartzo-azul na nuca do cliente (sob o pescoço) e o outro sobre o laríngeo.
- A sodalita sobre o terceiro olho.
- Deixe os cristais nos chacras por dez minutos, depois, retire-os do corpo do cliente.

Cada chacra tem seu cristal correspondente, que são efetivos nos casos de sintomas causados diretamente por bloqueios neles mesmos. Há casos de distúrbios que não estão diretamente no chacra que em geral provoca o sintoma, mas, sim, em outro chacra que, por estar tão bloqueado, já está prejudicando e refletindo em outro.

Nesses casos, ao usar os cristais correspondentes aos chacras, estes irão apenas neutralizar e não curar os sintomas. Por exemplo, um cliente está com vários tipos de agressividade, cujos sintomas indicariam um trabalho com o chacra básico. Se o tratamento utilizar apenas a turmalina-negra ou uma hematita, a cura desejada não será obtida. Nesse caso, vai ser preciso uma harmonia maior e um cuidado específico dos outros pontos de saída da agressividade, como a comunicação, a compreensão, etc.

O equilíbrio deverá ser feito com uma energia de paz, de amor; então, um dos cristais indicados é o quartzo-rosa e, dependendo da intensidade da agressividade, pode ser combinado com a energia da ametista. Muitas vezes, para equilibrar a comunicação, é preciso usar o quartzo-azul mais o quartzo-rosa no laríngeo; ou, no plexo solar, usar o citrino e o quartzo-rosa para equilibrar o amor, a compreensão.

Em muitos casos, podemos usar a turmalina-negra e o quartzo-rosa para o equilíbrio do chacra básico. Algumas vezes, a agressividade afeta várias áreas do corpo; nesses casos usamos a ametista para neutralizar a energia contida nesses chacras.

Os chacras são como uma referência, um canal para a cura, mas para que haja efeito é preciso usar a energia correta nesse canal.

Para um tratamento efetivo, devemos:

1. Analisar todos os sintomas e observar todos os chacras que podem causar esses sintomas.
2. Pensar principalmente nas exceções. Não se prender só no básico e nas regras.
3. Estudar bem os bloqueios para chegar aos chacras certos para a cura.

4. Analisar os cristais que combatem esses bloqueios, além dos correspondentes aos chacras em questão.

5. Seguir todos os passos: limpeza, cura, energização dos chacras (com os cristais correspondentes).

6. Se necessário, após a energização dos chacras, faça uma energização com quartzos-transparentes.

Nem sempre o tratamento é feito em uma única sessão. Estude cada caso para agendá-lo de acordo como deve ser feito. Sugerimos a combinação dos dois tipos de tratamentos: gemoterapia e água energizada ou elixires e almas. Lembre-se de que a sessão de limpeza sempre é o ponto de partida para o tratamento e, caso este seja feito em várias sessões, faça a limpeza antes de cada sessão.

Por fim, depois da cura, equilibre e energize os chacras.

GLOSSÁRIO

O glossário é indispensável para o gemoterapeuta.

Siga a seguinte ordem para o tratamento:

1. Com a avaliação em mãos, consulte o glossário para escolher os cristais que atuarão no tratamento.
2. Com a lista completa, releia as propriedades dos cristais repetidos para um mesmo sintoma e escolha os que preencham a mais sintomas.
3. Após a escolha dos cristais, consulte suas propriedades para avaliar sua composição.

Para facilitar a pesquisa, há três tipos de glossários: um só para sintomas físicos; um para sintomas psicológicos, emocionais e casuais (situações, sensações e/ou limitações pessoais) e outro para tratamento de beleza.

Atenção: quando um tipo de cristal estiver no plural como, por exemplo: ágatas, jaspes, etc., indica que todos os tipos de cristal dessa família combatem o bloqueio.

Distúrbios físicos

AVC (DERRAME): diamante Herkimer e rubi.

ACIDEZ: âmbar, pirita, topázio-imperial e howlita.

ACNE: turquesa, ágata de fogo, aventurina, ágata-musgosa, rodocrosita e barita.

AÇÚCAR NO SANGUE: rubi.

ACÚMULO DE GORDURA: jaspe-vermelho.

AIDS: diamante Herkimer, hematita, jaspe-vermelho, malaquita e rubi.

ALCOOLISMO: ametista, kunzita e jaspe-vermelho.

ALERGIAS: ágata-musgosa, dolomita, olho de tigre, obsidiana-mogno, zircão, calcita-verde (produtos químicos e tóxicos) e turquesa (pele).

ALIMENTAÇÃO/DUTO: cianita.

ALTERAÇÕES HORMONAIS: pedra da lua.

AMÍDALAS/DORES PÓS-OPERATÓRIAS: calcedônia.

AMIDALITE: ágata-azul-rendada, lápis-lazúli, pirita, água-marinha, malaquita, quartzo-azul e topázio-azul.

ANEMIA: granada, turmalinas, coral, cornalina, hematita e rubi.

ANESTESIA: hematita e diamante Herkimer.

ANEURISMA: ágata-musgosa e diamante Herkimer.

ANOREXIA NERVOSA: ágata-musgosa, kunzita, cornalina, topázio-imperial e turquesa.

APENDICITE: citrino.

APETITE: ametista, citrino.

APETITE/FALTA: crisoprásio.

ARRITMIA: morganita.

ARTÉRIAS/ENRIJECIMENTO: turmalina-rosa.

ARTERIOSCLEROSE: calcedônia, madeira petrificada, dolomita, obsidiana flocos de neve, turmalina-verde e esmeralda.

ARTICULAÇÕES: hematita, lápis-lazúli, ônix e madeira petrificada.

ARTRITE: rubi, crisocola, coral, fluorita, kunzita, madeira petrificada, ágata-azul-rendada, calcita-verde, enxofre e turmalina-negra.

ARTROSE: âmbar, fluorita e madeira petrificada.

ASMA: água-marinha, ametista, esmeralda, olho de tigre, pérola, quartzo-azul, turquesa e olho de falcão.

ASSIMILAÇÃO DE CÁLCIO: calcitas, dolomita e howlita.

ASSIMILAÇÃO DE FERRO: hematita.

ASSIMILAÇÃO DE FLÚOR: fluorita.

ASSIMILAÇÃO DE OXIGÊNIO: hematita.

AUDIÇÃO: âmbar, fluorita, kunzita, ônix, rubi, cianita e hidenita.

AUDIÇÃO/DIFICULDADE: turmalina-azul.

AUTISMO: ametista, calcita, malaquita e opala-branca.

AZIA: howlita, jaspe-picture, citrino, dolomita, malaquita, topázio-imperial e âmbar.

BAÇO: coral, ágatas, hematita, esmeralda e lápis-lazúli.

BACTÉRIAS: obsidiana-mogno.

BATIMENTO CARDÍACO: esmeralda, malaquita e morganita.

BÓCIO: topázio imperial e jaspe-amarelo.

BRAÇOS: quartzo-turmalinado.

BRONQUITE: pérola, calcedônia, epídoto, olho de tigre, pirita e zircão.

BROTOEJAS: rodocrosita.

BULIMIA: ágata-musgosa, cornalina, turquesa e topázio-imperial.

CABEÇA: amazonita, âmbar, hematita, ametista, fluorita, quartzo-rutilado e quartzo-turmalinado.

CABEÇA/DORES: crisoprásio, ágata-azul-rendada, ametista, fluorita, hematita, kunzita, zircão, malaquita, olho de falcão e lápis-lazúli.

CABEÇA/DORES ESPASMÓDICAS: esmeralda.

CABELOS/QUEDA: jaspe-amarelo.

CÃIBRAS: malaquita, pedra da lua, hematita e olho de gato.

CALAFRIOS: cobre.

CALCIFICAÇÃO: crisocola.

CALCIFICAÇÃO MUSCULAR: madeira petrificada.

CÁLCULO NA VESÍCULA: jaspe-leopardo.

CÁLCULO RENAL E BILIAR: jaspe-leopardo.

CALOS: ágata-geodo.

CANAIS RESPIRATÓRIOS: quartzo-rutilado.

CANAL NASAL: turquesa.

CÂNCER: hematita, crisocola, diamante Herkimer, fluorita, lápis-lazúli, malaquita, pérola e pedra da lua.

CANSAÇO: aragonita.

CARDIOVASCULARES/PROBLEMAS: kunzita, esmeralda, hematita, malaquita e rubi.

CATARATA: malaquita, turquesa e quartzo-transparente.

CÉLULAS: água-marinha, quartzo-transparente e ônix.

CÉLULAS/ESTRUTURA: granada.

CÉLULAS NERVOSAS: aventurina e quartzo-rutilado.

CÉREBRO: ametista, cianita, diamante Herkimer, fluorita, turmalina-negra, quartzo-rutilado, sodalita, topázio-imperial e turquesa.

CÉREBRO/CENTROS NERVOSOS: cobre.

CÉREBRO/DANOS: bronzita.

CÉREBRO/DISFUNÇÕES: ametista e quartzo-rutilado.

Ciático: bronzita e quartzo-turmalinado.

Cicatrização: hematita, malaquita e rubi.

Circulação: ágata-musgosa, coral, cornalina, esmeralda, enxofre, galena, granada, hematita, kunzita, quartzo-rosa, turmalina-negra e crisoprásio.

Cirrose hepática: enxofre e topázio-imperial.

Cirurgias: esmeralda, hematita e malaquita.

Cistos: bronzita, cornalina, crisocola e malaquita.

Climatério: pedra da lua e rubi.

Coagulação: hematita e rubi.

Cólera: malaquita.

Colesterol: coral, rubi e esmeralda.

Cólicas: malaquita, crisocola e granada.

Colite: esmeralda.

Coluna: granada.

Coluna vertebral: fluorita e hematita.

Coma: diamante Herkimer e hematita.

Computadores/irradiação: quartzo-turmalinado, turmalina--negra e barita.

Conjuntivite: lápis-lazúli.

Constipação: topázios, rubi e jaspe-amarelo.

Contrações: amazonita.

Convulsões: diamante Herkimer.

Coração: calcedônia, água-marinha, amazonita, ametista, aventurina, berilo, coral, dolomita, fluorita, morganita, quartzo-rosa, esmeralda, ônix, rubi, quartzo-azul, rodocrosita, turmalina-negra, verde e melancia e zircão.

Coração/musculatura: esmeralda.

Cordas vocais: água-marinha, quartzo-azul, topázio-azul e turquesa.

Cordas vocais/irritações: calcedônia.

Córnea/inflamações: olho de falcão.

Costas: amazonita, âmbar, jaspe-leopardo e topázio-imperial.

Costas/dores: ametistas.

Cotovelos: ágatas.

Crescimento dos ossos: crisocola e obsidiana flocos de neve.

Cura/geral: quartzo-transparente, diamante Herkimer, esmeralda, malaquita e turquesa.

Daltonismo: ametista e lápis-lazúli.

Dengue: malaquita.

Dentes: água-marinha, fluorita, aragonita e howlita.

Desintoxicação: ágata-musgosa, citrino, diamante Herkimer, granada, lápis-lazúli, malaquita, pedra da lua, quartzo-azul e turquesa.

Desnutrição: ágatas: musgosa e de fogo, ametista, hematita, citrino, kunzita, quartzo-rutilado, madeira petrificada e turquesa.

Diabetes: ágatas: musgosa e fogo, ametista, citrino, granada, hematita, rodocrosita, rubi, topázio-imperial e rodonita.

Diafragma: quartzo-rutilado.

Diarreia: hematita, esmeralda e jaspe-amarelo.

Dietas: topázio-imperial.

Digestão: morganita, jaspes, pedra do sol, ágatas botswana, fogo e musgosa, cornalina, crisocola, rubi e turmalina-melancia.

Dislexia: ametista, hematita, malaquita e turmalina-negra.

Distrofia: turmalina-negra.

Diverticulite: citrino, enxofre, malaquita e topázio-imperial.

DOENÇAS GENÉTICAS E CONGÊNITAS: ágata-musgosa, granada e turmalinas.

DOENÇAS INFECCIOSAS: coral, esmeralda e goldstone.

DORES EM GERAL: malaquita, âmbar, ametista e kunzita.

DROGAS: kunzita.

ECZEMA: malaquita, coral, turquesa e opala.

EDEMA: malaquita e pedra da lua.

ENFARTE: esmeralda e malaquita.

ENFISEMA: malaquita.

ENXAQUECAS: crisoprásio, fluorita, olho de falcão, ametista, malaquita e zircão.

EPILEPSIA: ametista, diamante Herkimer, hematita, kunzita e malaquita.

ESCLEROSE MÚLTIPLA: água-marinha, diamante Herkimer, rubi e malaquita.

ESTERILIDADE: cornalina.

ESTERILIDADE FEMININA: quartzo-rosa, malaquita e rubi.

ESTERILIDADE MASCULINA: ametista e pérola.

ESTÔMAGO: âmbar, citrino, coral, crisocola, quartzo-transparente, esmeralda, obsidiana flocos de neve e mogno, quartzo-rutilado, pedra do sol e água-marinha.

ESTOMATITE: citrino, dolomita, malaquita e topázio-imperial.

FALTA DE AR: bronzita, olho de tigre e topázio-imperial.

FARINGITE: pirita, água-marinha e quartzo-azul.

FEBRE: calcedônia, coral, jaspe-vermelho, rubi, lápis-lazúli, água-marinha e zircão.

FERIDAS: turquesa.

FERIDAS PURULENTAS: calcedônia.

Ferimentos: hematita.

Fertilidade: âmbar, coral, cornalina, crisocola, quartzo-fumê e jade.

Fibroma: cornalina, crisocola e malaquita.

Fígado: coral, granada, hematita, lápis-lazúli, citrino, esmeralda; jaspes amarelo, picture e vermelho; quartzo-rosa e turmalina-verde.

Fígado/desobstrução: malaquita.

Flatulência: coral, esmeralda e topázio-imperial.

Flora intestinal: pirita.

Fraqueza: coral, pirita, cornalina, malaquita, rubi, zircão e turmalina-negra.

Fraturas: ágata-azul-rendada, dolomita, howlita, fluorita e malaquita.

Frigidez: rodocrosita e cornalina.

Gagueira: calcedônia e turquesa.

Gânglios linfáticos: água-marinha.

Gangrena: citrino e hematita.

Garganta: água-marinha, coral, jaspe-vermelho, lápis-lazúli, malaquita, pirita e calcedônia.

Garganta/dor: turquesa.

Gases: citrino.

Gastrite: citrino, dolomita, malaquita e topázio-imperial.

Gengivas: ágata-musgosa, cornalina, água-marinha e fluorita.

Gengivite: ágatas: botswana, musgosa, coral, cornalina e malaquita.

Glaucoma: lápis-lazúli.

Glóbulos brancos: coral e quartzo-transparente.

Glóbulos sanguíneos: opala.

Glóbulos vermelhos: ágata-botswana, hematita, malaquita, quartzo-transparente e quartzo-rosa.

Gota: âmbar, pérola, turquesa, labradorita, zircão, kunzita, madeira petrificada e esmeralda.

Gravidez: ágata-musgosa, crisocola, fluorita, coral, jade, amazonita, ametista, calcedônia e pedra da lua.

Gravidez/enjoos: ametista.

Gripe: esmeralda, obsidiana flocos de neve, turmalina-verde, água-marinha e quartzo-azul.

Halitose/mau hálito: citrino e topázio-imperial.

Hemofilia: ágata-musgosa, granada, hematita e rubi.

Hemorragia: ágatas, coral, cornalina, hematita, rubi, granada e topázio-imperial.

Hemorroidas: granada, hematita, rubi, turquesa, jaspe-amarelo e coral.

Hepatite: citrino, coral, ágata-musgosa, fluorita, enxofre, hematita, rubi, malaquita e topázio-imperial.

Hérnia: malaquita.

Hérnia de hiato: citrino, malaquita e topázio-imperial.

Herpes: granada, turquesa, aventurina e granada.

Hipoglicemia: ametista e ágata-musgosa.

Hipotireoidismo: água-marinha, crisocola, kunzita, quartzo--azul, topázio-azul e turquesa.

Hormônios/desequilíbrio: quartzo-transparente, granada e kunzita.

Impotência: rubi, turmalina, olho de gato, âmbar, citrino, malaquita, turquesa e granada.

Impurezas no corpo: jade.

Indigestão: âmbar, citrino, pérola, coral e topázio-imperial.

Infecções/boca: jaspes.

Infecções/fungos: ágata-musgosa.

INFECÇÕES/GERAL: cobre, dolomita, fluorita, crisocola, madeira petrificada, malaquita e rubi.

INFECÇÕES/GLÂNDULAS LINFÁTICAS: ágata-azul-rendada, pedra da lua e sodalita.

INFECÇÕES/SISTEMA RESPIRATÓRIO: topázio-imperial.

INFLAMAÇÕES: ágata-musgosa, âmbar, fluorita, granada, hematita, pirita, água-marinha, crisocola, galena, malaquita, quartzo-azul, rodonita, topázio-azul e olho de tigre.

INSOLAÇÃO: crisocola e turquesa.

INTESTINOS: ágatas, crisocola, fluorita, granada, hematita, pirita e obsidiana flocos de neve ou mogno.

INTESTINOS/DOENÇAS: jaspe-amarelo.

INTESTINOS/PRISÃO DE VENTRE: hematita, coral, citrino e jaspe.

INTOXICAÇÕES: ágata-musgosa, citrino, crisocola, diamante Herkimer, malaquita, quartzo-azul e turquesa.

IRRADIAÇÕES TERRESTRES: quartzo-rosa e quartzo-turmalinado.

IRRADIAÇÕES/TODOS OS TIPOS: barita.

LABIRINTITE: hematita, zircão.

LARINGITE: ágata-azul-rendada, água-marinha, crisocola, quartzo--azul, topázio-azul, jade, lápis-lazúli e pirita.

LEITE MATERNO/ESTIMULAR: calcedônia.

LEPRA: olho de gato, ônix e turquesa.

LEUCEMIA: coral, granada, hematita, opala, pedra da lua, quartzo--transparente, quartzo-rosa e rubi.

LUMBAGO: bronzita, olho de tigre e quartzo-turmalinado.

LÚPUS: água-marinha, diamante Herkimer, malaquita, rubi e turquesa.

MAL DE PARKINSON: kunzita.

MAMÁRIAS/GLÂNDULAS: ágata-musgosa.

MAMAS/DOENÇAS: pedra da lua.

MENINGITE: diamante Herkimer e pérola.

MENOPAUSA: cornalina, crisocola e pedra da lua.

MENSTRUAÇÃO: coral, cornalina, pedra da lua, rubi e cobre.

MENSTRUAÇÃO/DORES: esmeralda, quartzo-transparente, rubi e lápis-lazúli.

METABOLISMO: ágata de fogo, água-marinha, âmbar, ametista, coral, crisocola, rodocrosita e sodalita.

METABOLISMO/DOENÇAS: ágata-musgosa e rubi.

MICOSES: dolomita.

MIOPIA: calcita-ótica, lápis-lazúli e olho de falcão.

MUSCULAR/DOR: dolomita.

MUSCULAR/ENRIJECIMENTO DO TECIDO: jaspe-leopardo.

MUSCULAR/SISTEMA: aventurina, citrino e morganita.

MUSCULARES/ESPASMOS: turmalina-negra.

MUSCULATURA: citrino, esmeralda, granada, obsidiana flocos de neve e olho de gato.

NÁUSEA: citrino, coral, kunzita, malaquita, topázio-imperial e ônix.

NEFRITE: ágatas: botswana e musgosa; cornalina, esmeralda, enxofre, kunzita, malaquita e rodocrosita.

NERVO CIÁTICO: zircão.

NEVRALGIA: ametista, coral e olho de gato.

NUCA: água-marinha, amazonita e jaspe-leopardo.

NUCA/MUSCULATURA: jaspe-leopardo.

OBESIDADE: ametista, malaquita, rubi e topázio-imperial.

OLFATO: cianita, hidenita.

OLHOS/CANSAÇO: olho de falcão.

OLHOS/GERAL: água-marinha, aventurina, cianita, quartzo-transparente, esmeralda, hematita, olho de falcão, olho de tigre e jade.

ÓRGÃOS SEXUAIS/ESTIMULAR: rodocrosita.

OSSOS/PROBLEMAS: dolomita e labradorita.

OSTEOPOROSE: dolomita, fluorita e howlita.

OUVIDOS: zircão, âmbar e ônix.

OUVIDOS/DOR: fluorita.

OUVIDOS/ZUMBIDO: barita.

OVÁRIOS/PROBLEMAS: quartzo-fumê, quartzo-rosa, crisoprásio, dolomita e pedra da lua.

PALPITAÇÃO: malaquita e rubi.

PÂNCREAS: citrino, ágata-musgosa, calcita, malaquita, quartzo-fumê, quartzo-rosa, turmalina-negra e topázio-imperial.

PARALISIA: diamante Herkimer.

PARTO: ametista, pedra da lua, amazonita e crisocola.

PEDRA NA VESÍCULA: enxofre, malaquita, calcedônia e jaspe-leopardo.

PEDRA NOS RINS: malaquita e calcedônia.

PELE: ágatas, aventurina, coral, esmeralda, granada, hematita, quartzo-transparente, jaspes, dolomita, rodocrosita, turmalina-negra e topázio-azul.

PELE/ABSCESSOS: ágata-geodo.

PELE/IRRITAÇÕES: pérola e turquesa.

PÊNIS: granada e cornalina.

PESCOÇO: água-marinha, kunzita e lápis-lazúli.

PESCOÇO/DORES: cianita.

PICADAS DE INSETOS: turquesa e malaquita.

PNEUMONIA: ametista, opala e pérola.

Pressão alta: esmeralda, pérola, crisoprásio, jade, zircão e sodalita.

Pressão baixa: rubi e labradorita.

Pressão irregular: pérola e rubi.

Próstata: ágatas, granada, cornalina e crisoprásio.

Psoríase: magnetita.

Pulmões: água-marinha, amazonita, ágatas, coral, fluorita, lápis--lazúli, quartzo-rutilado, topázio-azul e turquesa.

Queimaduras: ágata-botswana, cornalina, crisocola e hematita.

Queimaduras de sol: turmalina-negra e barita.

Quistos: malaquita.

Recuperação: malaquita e epídoto.

Resfriados/friagens: topázio-imperial.

Respiração/dificuldade: malaquita, olho de falcão e citrino.

Respiração/duto: cianita.

Retenção hídrica: turmalina-negra e olho de gato.

Reumatismo: calcita-verde, crisocola, fluorita, howlita, madeira petrificada, malaquita, topázio-imperial, aragonita, labradorita, cobre e jaspe-leopardo.

Revitalização: cornalina e malaquita.

Rinite: água-marinha, quartzo-azul e topázio-azul.

Rins: ágatas, esmeralda, citrino, crisocola, kunzita, madeira petrificada e turmalina-melancia.

Rins/pedra nos: jaspe-leopardo.

Rouquidão: calcedônia.

Sêmen/glândulas produtoras: crisoprásio.

Sexual/estimulante: fluorita, pedra do sol, rodocrosita, zircão, hidenita e quartzo-rosa.

Sexual/falta de apetite: coral e granada.

Sífilis: cornalina, granada, enxofre e turmalina-negra.

Síndrome de Down: diamante Herkimer e fluorita.

Sinusite: água-marinha, quartzo-azul, topázio-azul e turquesa.

Sistema circulatório: ágata-musgosa, coral, esmeralda, rubi, quartzo-transparente, quartzo-rosa e turquesa.

Sistema digestivo: topázio-imperial e obsidiana-tigrada.

Sistema endócrino: ágata-botswana e ágata de fogo, ametista, jaspe-amarelo e olho de gato.

Sistema imunológico: água-marinha, turmalina-negra, rubi e esmeralda.

Sistema nervoso: amazonita, âmbar, aventurina, malaquita, ônix, quartzo-transparente e rubi.

Soluços: berilo.

Sudorese: malaquita.

Surdez: zircão e pedra da lua.

Tabagismo: ágata-botswana e jaspe-vermelho.

Tecidos/renovação e troca: olho de tigre.

Tecidos/troca e regeneração: esmeralda.

Tendinite: malaquita e calcita-verde.

Tensões musculares: ágata-azul-rendada, crisocola, malaquita e turquesa.

Testículos: crisoprásio, granada, quartzo-rosa, quartzo-fumê e dolomita.

Tifo: malaquita.

Timo: água-marinha, ametista, aventurina, malaquita, coral, esmeralda, lápis-lazúli, quartzo-azul e rubi.

Tireoide: kunzita.

Tireoide/glândula: esmeralda, sodalita e água-marinha.

Tonturas/perda de equilíbrio: granada, hematita e zircão.

TPM: crisocola.

Tuberculose: turmalinas e malaquita.

Tumores: ágata-botswana, diamante Herkimer, malaquita, pedra da lua, fluorita, lápis-lazúli e quartzo-azul.

Úlceras: ágata-botswana, diamante Herkimer, malaquita, pedra da lua, quartzo-transparente, pérola e topázio-imperial.

Unhas: quartzo-transparente, quartzo-turmalinado, jaspe-picture, ônix e obsidiana flocos de neve.

Útero: quartzo-rosa.

Vagina: ágata-musgosa e granada.

Varizes: coral, hematita, rubi, granada, calcedônia e opala.

Venéreas/doenças: cornalina, quartzo-rosa, rubi e granada.

Verrugas: ágata-geodo.

Vértebras: malaquita.

Vertigem: kunzita, malaquita e zircão.

Vesícula: jaspes e opala.

Vias respiratórias/inflamações: turquesa.

Viroses: ágata-musgosa, âmbar e fluorita.

Vírus: obsidiana flocos de neve.

Vitiligo: turquesa.

Vômito: citrino, kunzita e topázio-imperial.

Voz: calcedônia.

Voz/perda: cianita.

Distúrbios emocionais, psicológicos e casuais

ABUNDÂNCIA: amazonita, citrino, diamante Herkimer, esmeralda, granada, malaquita, pedra do sol, pirita, olho de tigre, rubi, topázio--imperial e zircão.

ABUSOS SEXUAIS: epídoto e rodocrosita.

ACEITAÇÃO DA VIDA: ágatas, aventurina, citrino, crisoprásio, jaspe-vermelho, rodocrosita, turquesa, olho de falcão e cornalina.

ACIDENTES/PROTEÇÃO: turquesa.

ADAPTAÇÃO/CAPACIDADE DE: obsidiana flocos de neve.

AFLIÇÃO: morganita, rubi.

AGORAFOBIA: barita.

AGRESSIVIDADE: dolomita.

ALEGRIA: ágata-botswana, amazonita, quartzo-transparente, aventurina e rubi.

ALEGRIA DE VIVER: hidenita, goldstone, jade, jaspe-picture, pedra da lua e pedra do sol.

ALIENAÇÃO: ametista e diamante Herkimer.

AMARGURA: ágatas e quartzo-rosa.

AMIZADE: turquesa, lápis-lazúli, coral e turmalina-melancia.

AMOR: crisocola, água-marinha, kunzita, lápis-lazúli, morganita, opala, quartzo-rosa, rubi, turmalina-melancia, quartzo-transparente, rodocrosita e turquesa.

AMOR/ALEGRIA NO: fluorita e quartzo-rosa.

ANIMAIS/RESPEITAR OS: jaspe-leopardo.

ÂNIMO: cornalina.

ANSIEDADE: ágata-azul-rendada, âmbar, aventurina, calcedônia, crisocola, fluorita, citrino, ametista, pedra da lua, pedra do sol, quartzo-rosa, rodonita, topázio-imperial e turquesa.

APATIA: obsidianas, cornalina, malaquita e quartzo-rosa.

APEGO: quartzo-transparente.

ARROGÂNCIA: crisocola e rodocrosita.

ASSÉDIO SEXUAL: olho de falcão.

ATITUDE: malaquita, rubi.

ATIVIDADE: granada.

ATRAIR FORÇAS ESPIRITUAIS: obsidiana-tigrada.

AUTISMO: lápis-lazúli, malaquita.

AUTOCONTROLE: olho de gato, quartzo-rutilado, pedra da lua, ametista e ônix.

AUTODESTRUIÇÃO/TENDÊNCIAS: citrino.

AUTOESTIMA: goldstone, rodocrosita, quartzo-rosa e rubi.

AUTORRECONHECIMENTO: crisoprásio.

AUTORRESPEITO: ônix, barita, malaquita, rubi e quartzo-rosa.

AVAREZA: crisoprásio.

BEM-ESTAR: crisocola, galena, olho de tigre, ônix, quartzo-rutilado e rodonita.

BLOQUEIOS: rodonita, malaquita, quartzo-transparente e rodocrosita.

BLOQUEIOS DA ALMA: labradorita.

BLOQUEIOS ESPIRITUAIS: coral.

BLOQUEIOS MENTAIS: quartzo-transparente.

BOM HUMOR: ágata-azul-rendada e quartzo-transparente.

BONDADE: quartzo-rosa e quartzo-transparente.

BRUXARIA: obsidiana flocos de neve e quartzo-turmalinado.

CALMA: ametista, howlita e aventurina.

CALMANTE: dolomita.

CARÁTER: diamante Herkimer, rubi e turmalina-melancia.

CASA/PROTEÇÃO: ágatas.

CIÚME: crisocola, quartzo-rosa, rodocrosita, topázio-imperial e turquesa.

COBIÇA: amazonita e turmalina-negra.

COERÊNCIA: rodonita e rubi.

COMPREENSÃO: crisocola, jaspes, rodocrosita, topázio-imperial e turquesa.

COMUNICAÇÃO: água-marinha, crisocola, rodocrosita, topázio-azul e turquesa.

CONCENTRAÇÃO: lápis-lazúli, quartzo-fumê, quartzo-transparente, topázio-imperial, obsidiana-leopardo, ônix, obsidiana flocos de neve, obsidiana-mogno, olho de gato e turmalina-negra.

CONFIANÇA: cornalina, malaquita e rubi.

CONSTÂNCIA E CONTINUIDADE NOS PROPÓSITOS: zircão.

CONTROLE: crisoprásio, ônix e quartzo-fumê.

CORAGEM: ametista, cornalina, crisoprásio, granada e sodalita.

CRENÇAS: madeira petrificada e quartzo-transparente.

CULPA: crisocola, quartzo-transparente, rodocrosita e zircão.

DECEPÇÕES: turmalina-rosa.

DELÍRIOS: esmeralda.

DEPRESSÃO: ágata-botswana, ágata-musgo, coral, jade, citrino, crisocola, quartzo-rosa, rodocrosita, opala, turmalina-verde e topázio-imperial.

DESAFIOS/ENFRENTAMENTO E ACEITAÇÃO: quartzo-fumê.

DESESPERO: quartzo-transparente, rodocrosita e rubi.

DESORIENTAÇÃO: água-marinha, quartzo-fumê, turmalina-negra e rubi.

Disciplina: lápis-lazúli, rubi e ônix.

Disposição diante da vida: citrino.

Disposição para o trabalho: hematita.

Distúrbios psíquicos: goldstone e pedra da lua.

Doenças psicossomáticas: goldstone, turquesa.

Dores emocionais: malaquita, quartzo-rosa e rodocrosita.

Dúvidas: rubi.

Egoísmo: amazonita, labradorita, rodocrosita, granada e enxofre.

Emoções: citrino.

Equilíbrio emocional: ametista, aventurina, citrino, esmeralda, jaspe, kunzita, malaquita, quartzo-rosa, quartzo-transparente, rodocrosita, rubi, topázio-imperial e turquesa.

Esperança: ágata-azul-rendada.

Esquizofrenia: esmeralda, pérola e quartzo-transparente.

Estresse: ametista, crisocola, fluorita e âmbar.

Excitação: kunzita e cornalina.

Fala/distúrbios: calcedônia.

Família: pedra da lua.

Felicidade: turquesa.

Feminilidade: crisocola, pedra da lua e rubi.

Fidelidade: água-marinha, esmeralda e rubi.

Firmeza: ágata-musgosa.

Flexibilidade diante da vida: jaspe-vermelho.

Fobias: granada.

Frustração: pirita, quartzo-rosa e rodocrosita.

Gagueira: calcedônia e turquesa.

GANÂNCIA: crisoprásio.

GULA: turquesa.

HÁBITOS/DISSOLUÇÃO: esmeralda.

HARMONIA/FÍSICO E ESPIRITUAL: epídoto.

HISTERIA: crisoprásio, hematita e quartzo-transparente.

HUMILDADE: ametista.

IMAGINAÇÃO/ESTIMULAR: aventurina, crisoprásio e granada.

INDECISÃO: ônix, rubi, cornalina e malaquita.

INDEPENDÊNCIA/ESTIMULAR: aventurina, pedra do sol e barita.

INFERIORIDADE/COMPLEXO DE: quartzo-rosa e rodocrosita.

INIBIÇÕES: cornalina e rodocrosita.

INICIATIVA: olho de tigre.

INSEGURANÇA: madeira petrificada, malaquita, rubi e rodocrosita.

INSÔNIA: quartzo-rosa, ametista e calcedônia.

INVEJA: olho de falcão e rubi.

IRRITABILIDADE: ametista, lápis-lazúli, pérola e turquesa.

LIDERANÇA: malaquita e rubi.

LIMITES/DEFINIÇÃO: ônix.

LUNATISMO: calcita-laranja.

MAGIA NEGRA: barita, obsidiana flocos de neve, quartzo-turmalinado e turmalina-negra.

MÁGOAS: quartzo-rosa, crisocola e rubi.

MANIA DE PERSEGUIÇÃO: esmeralda e olho de tigre.

MANIAS: kunzita.

MARCAS DO PASSADO/DISSOLVER: fluorita e quartzo-rutilado.

MASCULINIDADE: pedra do sol, ágata de fogo e granada.

Medos: rodocrosita, pedra da lua e obsidiana-negra.

Memória: esmeralda, âmbar, kunzita, sodalita, jaspe-amarelo e ametista.

Mental/confusões: diamante Herkimer, quartzo-transparente e rubi.

Mente/acalmar: jade.

Mente perturbada: turmalina-azul.

Merecimento: crisoprásio.

Metas: turmalina-verde.

Mudanças: malaquita e calcita-azul.

Negatividade: hematita, malaquita, quartzo-fumê, quartzo--rutilado, turmalina-negra e turquesa.

Nervos/acalmar: cianita e sodalita.

Nervosismo: citrino, crisocola, rodocrosita e rubi.

Obsessão: esmeralda, quartzo-rosa e olho de tigre.

Obstáculo/remover: malaquita.

Ódio: crisocola, quartzo-transparente, quartzo-rosa, rodocrosita, rubi e turquesa.

Orgulho: quartzo-rosa e rodocrosita.

Otimismo: calcedônia, ágata-azul-rendada e olho de tigre.

Ousadia: cornalina.

Paciência: esmeralda, rubi, turquesa e howlita.

Pânico: cornalina, crisocola e crisoprásio.

Paz: crisocola, quartzo-rosa, rodocrosita e turquesa.

Personalidade: coral, diamante Herkimer, esmeralda e zircão.

Pesadelos: calcedônia, esmeralda, quartzo-transparente, olho de tigre, coral, granada, rubi, rodocrosita e quartzo-fumê.

PODER PESSOAL: cornalina, diamante Herkimer e malaquita.

POSSESSIVIDADE: quartzo-rosa.

POTÊNCIA SEXUAL: granada, crisoprásio e âmbar.

PREGUIÇA: cornalina e jaspes.

PREOCUPAÇÃO: madrepérola.

PROBLEMAS/RESOLUÇÃO: cobre.

PROGRESSO: malaquita.

PROPÓSITO: diamante Herkimer e rubi.

PROTEÇÃO: diamante Herkimer, hematita, jaspes, malaquita, quartzo-transparente, quartzo-fumê, topázio-imperial, turmalina--negra e turquesa.

QUALIDADE DE VIDA: kunzita.

RACIOCÍNIO: olho de tigre.

RAIVA: citrino, crisocola, enxofre, quartzo-rosa, rodocrosita, rubi, turquesa, dolomita, howlita e labradorita.

REALIDADE/CONSCIÊNCIA DA: obsidiana flocos de neve.

RECOMEÇO: ágatas e rodonita.

RECONCILIAÇÃO: crisocola e rodocrosita.

RECONHECIMENTO E TRABALHO COM SUA FORÇA E PODER INTERIOR: diamante, Herkimer, malaquita, quartzo-transparente, rubi e turquesa.

RELACIONAMENTO: barita, esmeralda, rodocrosita e rubi.

REMORSO: crisocola, quartzo-rosa e rodocrosita.

RESISTÊNCIA: aventurina.

RESPONSABILIDADE COM COMPROMISSOS: olho de tigre.

RESPONSABILIDADE: amazonita, quartzo-fumê, jaspe-vermelho, fluorita, malaquita e rubi.

RESSENTIMENTO: coral.

Rigidez: madeira petrificada e quartzo-transparente.

Sabedoria: quartzo-transparente;

Sedação/induzir à: crisoprásio, lápis-lazúli, malaquita, pérola e turquesa.

Segurança: ágata-musgosa, madeira petrificada, malaquita, rubi e turquesa.

Sexuais/problemas: turmalina-melancia, obsidiana-mogno e granada.

Sexualidade: crisoprásio, fluorita, granada e jaspe-vermelho.

Sinceridade: pérola e rodocrosita.

Solidão: dolomita, quartzo-rosa e rodocrosita.

Sonambulismo: aragonita.

Sorte: amazonita e turquesa.

Sucesso: amazonita, jaspe-leopardo, malaquita e olho de tigre.

Superstições: esmeralda, quartzo-rosa e olho de tigre.

Tensões: granada, kunzita, rubi, citrino, crisocola, malaquita e turquesa.

Timidez: água-marinha, cornalina, crisocola, lápis-lazúli, rodocrosita e topázio-azul.

Tolerância: água-marinha, amazonita, ametista e crisocola.

Trabalho: rodonita.

Traumas: calcita-azul, calcita-rosa, malaquita, quartzo-rosa, rodocrosita, turquesa e ágata-musgosa.

Violência: água-marinha, kunzita, crisocola, rodocrosita, turquesa, quartzo-transparente e quartzo-rosa.

Vitalidade: coral.

Vontade: citrino, cornalina, enxofre, malaquita e rubi.

Vulnerabilidade: quartzo-rosa, crisocola e rodocrosita.

Cuidados com o corpo

Acúmulo de danos no corpo: howlita.

Acúmulo de gordura: jaspe-vermelho e turmalina-negra.

Banho de beleza: aventurina.

Beleza: esmeralda, quartzo-rosa e turquesa.

Cabelos/queda: jaspe-amarelo, ametista, citrino, aventurina, calcita-laranja, quartzo-transparente, jaspe-picture, lápis-lazúli, ônix, pirita e quartzo-rutilado.

Cicatrização: hematita, malaquita e rubi.

Graça: quartzo-transparente e turquesa.

Gula: turquesa.

Juventude: olho de falcão.

Mãos: quartzo-fumê, obsidiana flocos de neve e aragonita.

Obesidade: rubi, cornalina, amazonita e topázio-imperial.

Pele: água-marinha, esmeralda, quartzo-rosa, quartzo-transparente e pedra da lua.

Pele/rejuvenescimento: calcedônia.

Rejuvenescimento: turquesa, esmeralda, turmalina-verde, quartzo-rosa, ágata-geodo e opala.

Rosto/todo tipo de cura: ágata-geodo.

Rugas: turquesa e quartzo-rosa.

Unhas: ágata-azul-rendada e ônix.

Vitalidade: amazonita, citrino, hematita, jade e lápis-lazúli.

BIBLIOGRAFIA

BEVILAQUA, Y.; SEIDL, Isabel. *Cristais e minerais*. Rio de Janeiro: Novo Milênio, 1992.

BIANCARDI, Rosa Maria. *Cristais: terapia alternativa*. São Paulo: Berkana, 1995.

____. *Segredos da bruxa*. São Paulo: Alfabeto, 2001.

BOWMAN, Catherine. *O poder infinito dos cristais*. São Paulo: Siciliano, 1989.

COMENALE, Robertinho. *Elixires de cristais e essências florais nas curas vibracionais*. São Paulo: Roca, 1996.

CUNNINGHAN, Scott. *Enciclopédia de cristais, pedras preciosas e metais*. São Paulo: Gaia, 1988.

DUCAN, António. *ABC dos cristais*. Rio de Janeiro: Nórdica, 1992.

____. *O caminho das pedras*. Rio de Janeiro: Nórdica, 1998.

GALOTTI, A. *O poder mágico dos cristais*. São Paulo: Roca, 1992.

MEIER, Werner E.; STARK, Karl. *Prevenções e curas com pedras*. Rio de Janeiro: Robafim, 1998.

RODRIGUES, António. *Novos gráficos em radiestesia*. São Paulo: Alfabeto, 2009.

____. *Radiestesia prática e avançada*. São Paulo: Alfabeto, 2010.